Collection dirigée par
Jean-François Chicoine

Du même auteur

Le Mythe du Québec vert, Les éditions Voix parallèles, 2007.

Perdus sans la
nature

POURQUOI LES JEUNES NE JOUENT PLUS DEHORS ET COMMENT Y REMÉDIER

Catalogage avant publication de Bibliothèque et Archives nationales du Québec et Bibliothèque et Archives Canada

Cardinal, François

Perdus sans la nature : pourquoi les jeunes ne jouent plus dehors et comment y remédier

(La santé du monde)
ISBN 978-2-7644-0775-2

1. Loisirs de plein air pour enfants. 2. Enfants - Loisirs. 3. Enfants - Santé et hygiène. 4. Condition physique des enfants. 5. Jeu chez l'enfant. I. Titre.

GV191.63.C37 2010   796.083   C2010-941054-8

     Conseil des Arts
du Canada   Canada Council
for the Arts

Nous reconnaissons l'aide financière du gouvernement du Canada par l'entremise du Fonds du livre du Canada pour nos activités d'édition.

Gouvernement du Québec – Programme de crédit d'impôt pour l'édition de livres – Gestion SODEC.

Les Éditions Québec Amérique bénéficient du programme de subvention globale du Conseil des Arts du Canada. Elles tiennent également à remercier la SODEC pour son appui financier.

Québec Amérique
329, rue de la Commune Ouest, 3e étage
Montréal (Québec) Canada H2Y 2E1
Téléphone : 514 499-3000, télécopieur : 514 499-3010

Dépôt légal : 3e trimestre 2010
Bibliothèque nationale du Québec
Bibliothèque nationale du Canada

Projet dirigé par : Anne-Marie Villeneuve
Révision linguistique : Diane-Monique Daviau et Chantale Landry
Mise en pages : Karine Raymond
Photo page couverture : Rémi Baril
Photos additionnelles : Archives Le monde est ailleurs
Conception graphique : Célia Provencher-Galarneau

Imprimé au Canada

FRANÇOIS CARDINAL

Perdus sans la nature

POURQUOI LES JEUNES NE JOUENT PLUS DEHORS ET COMMENT Y REMÉDIER

Préface du
Dr Jean-François Chicoine

QUÉBEC AMÉRIQUE

PRÉSENTATION DE LA COLLECTION « LA SANTÉ DU MONDE »

La collection « La santé du monde » propose des ouvrages scientifiques, médicaux, humanistes et sociaux débordant de personnalité. Les auteurs invités sont choisis pour leur excellence, leur avant-gardisme, leur capacité à traiter de sujets brûlants mais fondamentaux, ainsi que pour leur audace à transcender les tendances annoncées. Afin de mieux témoigner des nombreuses facettes du vivant, les questions de prévention abordées dans les ouvrages, ainsi que celles qui concernent les soins, la recherche médicale et l'éducation à la santé, sont mises en relation avec des champs interreliés, notamment celui des sciences sociales. Nous avons voulu que les points de vue s'adressent à un public élargi, et que les connaissances croisées puissent coller à des passages concrets de la vie pour mieux favoriser les solutions et les actions convergentes. « La santé du monde » est dirigée par le Dr Jean-François Chicoine, pédiatre, professeur adjoint au CHU Sainte-Justine, et directeur scientifique de Le monde est ailleurs. *Perdus sans la nature* est le premier titre à paraître dans la collection. Notre plus grand souhait, pour ce livre comme pour ceux qui le suivront, est de contribuer, avec les lecteurs, à raviver notre sentiment de contrôle sur nos destinées.

À Hugo, Élizabeth et Catherine

La nature est toujours là, pourtant.

Albert Camus
L'Homme révolté

Privilège de l'enfance: pouvoir aller et venir en toute liberté
entre la magie et la bouillie d'avoine, entre la terreur totale
et une joie qui menace de vous faire éclater.

Ingmar Bergman
Laterna magica

Des recherches célèbres ont montré qu'un bébé singe privé de mouvement devient un adulte timide, effrayé et insécure. En revanche, celui qui, très jeune, est encouragé à bouger beaucoup grandit en singe curieux, et avide de contacts visuels et tactiles. Bon singe, il se fait fier et autonome, et trouve vite du plaisir à interagir socialement avec sa tribu. Dans la même lignée, d'autres travaux en psychobiologie ont souligné l'importance du toucher, et du regard, bref la portée fondamentale de tous les sens en interaction pour prévenir l'agressivité et les comportements antisociaux chez la progéniture du peuple singe.

À ce chapitre de la torpeur ou de l'ardeur, le cerveau du bébé humain n'est pas différent de celui de son cousin et a un égal besoin de prendre l'air. Effectivement, beaucoup d'air, de vibrations et de stimulations aident les neurones à mieux se développer et à mieux se dépasser. Autrement, quel intérêt pour le fœtus d'abandonner la quiétude utérine?

C'est avec l'expérience et à force de pouvoir s'exciter et se calmer en alternance que l'enfant construit sa perception de son corps et des objets, puis la permanence des autres, et qu'il en tire ultimement un bien-être et une meilleure compréhension du monde qui l'entoure. Privé d'occasions sensoriellement et émotionnellement significatives, l'enfant devient incapable de se comprendre lui-même, de saisir l'univers dans lequel il évolue, et de concevoir ce qu'il peut attendre des autres et les autres de lui. Alors, il attaque, fuit ou s'écroule. S'habiller, se nourrir, se concentrer, décoder, travailler, participer, donner, sourire, tout devient un tour de force quand l'essentiel du cerveau n'est consacré qu'à faire survivre la machine. Et on s'entendra pour dire que le bonheur de grandir se situe bien au-delà.

On sait également que le fait d'avoir une bonne perception de soi et du monde donne envie d'aller vers les autres et que cette intention participe activement aux fondements du développement moteur, de la marche, de l'écriture autant que de la poignée de main. Jeune étudiant en médecine, je me rappelle d'avoir été étonné par les enseignements de Piaget, qui considérait les progrès de la motricité comme une intelligence à part entière. La nécessité pour l'enfant d'apprendre à bien se mouvoir, quitte à s'y perdre, comme pour mieux se rappeler qu'il n'y a de vie possible que par le risque et sa maîtrise, se révélait à moi comme une compétence fondatrice, aux origines de toutes les autres, même les plus raffinées, même les plus évoluées. Alors forcé de rester sédentaire, assis et immobile, à travailler, à mémoriser, à bûcher de longues soirées et des nuits entières pour obtenir mon diplôme, cette constatation eût été pour moi une véritable douche froide si la vie n'avait pas posé en moi, derrière ma cravate, l'engramme du plus beau des cadeaux: une enfance en liberté.

Merci maman, merci papa, merci les amis, merci les éducateurs, merci la nature. Et des remerciements tout spéciaux à la physique quantique et aux neuromédiateurs cérébraux qui font bouger tout ce qui précède.

Une enfance grouillante à me perdre dehors, à courir, à grimper, à creuser, à me baigner, à me rouler dans l'herbe, à me salir, à cueillir des fleurs, à capturer des *bibittes* et à jouer au docteur – au vu et au su de tout le monde! Depuis, les années ont filé et «je joue» toujours au docteur, mais aujourd'hui en professionnel, entre quatre murs et sous des néons, avec encore suffisamment de passion pour que ça ait du sens, et cela très certainement parce que dans le temps, j'ai eu du temps, mon temps. À la mi-journée, je ne vous dis pas la joie que j'éprouve à passer devant une fenêtre ouverte. Temps bref, mais espace sacrément infini.

En consultation, entre l'examen de sa gorge et la révision de ses résultats scolaires, il m'arrive évidemment de questionner l'enfant sur ses heures de jeux libres, sur ses capacités créatives et sur son intérêt tout court pour le jeu: «Et qu'est-ce que tu fais pour t'amuser, pour BIEN t'amuser, pour BEAUCOUP t'amuser, pour VRAIMENT t'amuser?» Sa réponse est souvent consternante. Il ne fait rien, ou rien qui m'émeuve, ou bien peu de choses, la liste d'activités cathodiques habituelles: «Télé, iPod, *game boy*, ordi, clavardage, *twélé*. » Là-dessus, comment réagir? L'inviter à écouter son cœur avec mon stéthoscope? Lui proposer une collection de sauterelles? Me retrousser les manches et me «tirailler» à froid avec lui? Comment aider, quand il n'y a plus d'autre côté au miroir, quand l'abstraction, la créativité, la transversalité et la subversion douce paraissent hors d'âge? D'autant que le regard de l'enfant nouveau ne croise que rarement le nôtre. Avez-vous remarqué? Quand il nous lance ce qu'il a à débiter, c'est maintenant par terre que l'enfant regarde. Pas dans les yeux, car c'est sur le plancher qu'il cherche désespérément un visage. À défaut d'être un écran de la vie où se projetteraient tous les possibles, le regard de l'adulte fait bêtement écran à l'enfant privé de jeux libres et de temps d'effervescence.

Triste constat, mais à l'évidence, il y a beaucoup à faire pour éviter de tomber plus bas. On pourrait même profiter de l'occasion pour remonter la pente. Ainsi, pour nous élever, l'éditorialiste François Cardinal ne manque ni de curiosité, ni de documentation, ni de savoir-faire sur les questions de l'environnement, des habitats et des huis clos imposés à nos héritiers. Plus encore, dans son nouveau livre, mon ami François montre également sa grande essentialité en la matière, et on pourrait même parler d'une distinction: un savoir-être.

Noam Chomsky écrivait que le devoir des intellectuels était de passer à l'action. De la même façon, le devoir de tous ceux qui se soucient de l'environnement proche ou lointain, des tours à bureaux comme des climats, n'est-il pas de passer à l'humain? Quand François parle de la passivité du monde, du temps en famille écourté, des journées prolongées devant l'écran de télé ou du balisage de la cour d'école, il n'oublie jamais de conduire l'enquête droit au cœur de l'enfant en devenir. Tantôt journaliste, tantôt père, toujours citoyen, François est en toute matière si convaincant qu'il nous redonne le goût, enfant ou adulte, de fabriquer un herbier dans l'urgence, pour notre bonne santé et pour le bon plaisir de sonder la «botanique» de notre esprit.

En médecine et en sciences sociales, le transfert des connaissances, depuis la recherche vers la vie pratique, tient toujours de l'audace en termes de communication, d'occasions de communiquer, de manière de communiquer et d'impacts à la communication. Tant et si bien que nombre d'éclaircissements pertinents et significatifs que l'on sait sur l'importance de tel ou tel principe dans le développement de l'enfant – des agents de changement, pourrait-on dire – ne pénètrent tout simplement pas la vie familiale, le cursus scolaire, les récréations, les promenades ou la manière dont nous initions la petite et la grande jeunesse à la vie. Parce qu'il sait laisser vivre les hypothèses et faire de la place aux certitudes, le bon journalisme a ce qu'il faut pour donner la mesure et contrecarrer les tendances.

Chacune avec son poids et ses certitudes – ou ses relativités –, des enquêtes et des études rétrospectives, de plus en plus nombreuses, ainsi que quelques recherches prospectives éclairantes sur l'évolution du cerveau humain, et dont ce livre témoigne enfin et intelligemment, sont à même de nous faire comprendre que les qualités d'attention de l'enfant, ainsi que sa concentration, sa motivation, son sens de la planification et ses capacités d'inhibitions nécessaires à l'émergence de sa capacité d'empathie, ne sont pas que l'expression de son matériel génétique. C'est aussi par l'actualisation quotidienne du potentiel génétique permise par l'expérience environnementale, là où se définit les immenses perspectives de l'épigénétique, qu'apparaissent de nouveaux neurones, de nouvelles routes pour dire autrement, et se tissent de nouveaux réseaux neuronaux, de nouveaux échangeurs et de nouvelles voies de service. L'inné ET l'acquis. Ensemble.

Ensemble, et plus jamais opposés dans un débat manichéen ou dans un continuum linéaire. Comme l'illustre François, l'enfant qui souffre d'un trouble déficitaire de l'attention avec ou sans hyperactivité (TDAH) a peut-être reçu la «programmation familiale» pour favoriser l'enclenchement du problème, mais une multitude de facteurs, dont le temps pour jouer librement dans la nature, pourrait bien le prémunir de l'inattention, des troubles de mémoire, de l'hyperactivité et des inhibitions difficiles. Dans l'absolu, toutes les souffrances ne sont pas inéluctables. Il faut aussi faire confiance à la nature, et à ses enfants.

Selon cette manière de voir les choses, et selon le travail parental quotidien, ainsi que celui du professeur, du politicien et du militant qui rendent les intentions tangibles, le pique-nique en famille devient un microsystème, une sortie scolaire au jardin botanique devient un mésosystème, et l'action communautaire devient un macrosystème. Et d'un système à l'autre, dans le cerveau limbique en croissance, l'amygdale cérébrale se calme, l'hippocampe se souvient, puis le cortex préfrontal s'émancipe. La table est mise, mais ici, pas de recettes, que le vrai bonheur de grandir et l'audace pour le garantir ; l'audace de dire que ça vaut la peine de faire l'effort de changer pour devenir des adultes meilleurs et aptes à libérer les neurones des générations à venir ; l'audace de rappeler un droit pourtant évident et basique, le droit de jouer quand on est petit.

À courir dans le pré, à se vautrer dans le mouvement, à en rajouter à l'ambiance psychocorporelle (et j'en passe, car il y a un livre qui suit), à toutes ces manières de faire pour combattre l'enfermement des enfants, la médecine de François Cardinal ajoute une liste d'idées et de solutions, dix glorieux commandements adaptés pour «contaminer» les familles autant que les décideurs. Rien à craindre des effets secondaires, ici, tout est simplement possible. D'ailleurs, dans un herbier, la feuille d'érable peut fort bien côtoyer l'herbe à puce. Pas plus tard qu'hier, c'est un jeune écolier qui me faisait remarquer que les deux finissaient pareillement par sécher ! Alors pendant que nous sommes toujours vivants et qu'il est encore temps...

À vous la place, Monsieur Cardinal – et il est rouge «l'animal» –, pour ce *Perdus sans la nature* qui nous invite clairement à nous perdre dedans. À toi la place, François – et il a mon prénom « l'animal » –, te préfacer aurait été un honneur si ça ne m'avait pas un peu empêché d'aller jouer dehors.

JEAN-FRANÇOIS CHICOINE, M.D., FRCPC

Professeur adjoint de pédiatrie au CHU Sainte-Justine
Directeur scientifique à Le monde est ailleurs
Collection « La santé du monde » chez Québec Amérique

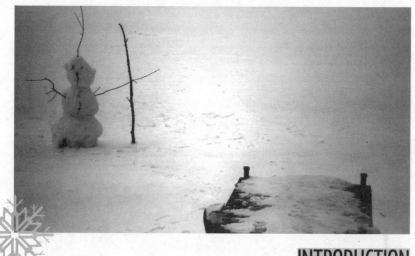

INTRODUCTION

La nature apprend à l'homme à nager
lorsqu'elle fait couler son bateau.

Saït Faïk Abasiyanik
Un point sur la carte

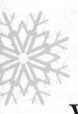

« Viens souper ! »

Ma mère crie sur le pas de la porte. D'un bond, je me lève. Je ramasse mon vélo et salue mes voisins : « À tantôt ! » Puis je quitte le sous-bois sur ma monture, empruntant le sentier qui me mène directement à la maison.

Cette scène qui se déroulait presque quotidiennement sur la rue Pérodeau, à Québec, où j'ai grandi, vous est sûrement familière, puisqu'elle faisait partie du quotidien de la plupart des enfants aujourd'hui adultes.

Mais à mon fils de 6 ans, en revanche, cette scène ne dit rien du tout.

Tout comme elle ne dit rien, tournant du millénaire, à ses amis et aux autres enfants nés des sociétés industrialisées et dont les rares temps libres sont passés entre quatre murs, plus souvent qu'autrement devant un écran. Si bien que le son des enfants qui s'amusent se fait de moins en moins entendre, en banlieue, en région, en ville et à la campagne, à Sherbrooke, à Outremont, dans le quartier Saint-Roch et à Gatineau, ailleurs au Canada, aux États-Unis aussi bien qu'en Europe.

Avons-nous, à notre insu, soustrait nos enfants à leur habitat naturel ? Avons-nous éliminé le jeu libre de l'agenda des enfants ? Leur imposons-nous un cadre trop rigide, des horaires trop chargés, des vies de fou? Et si c'est le cas, peut-on faire marche arrière? Doit-on le faire?

La vie bétonnée

Le rouleau compresseur de l'urbanisation a lissé, uniformisé, pavé et bétonné les paysages qui regorgeaient jadis de cachettes, de lieux secrets et d'endroits sombres qui faisaient le bonheur des enfants. Si nous avions, dans le passé, l'occasion de nous perdre dans un boisé, de jouer dans une rigole ou de grimper un talus sans jamais quitter le voisinage, ce n'est tout simplement plus possible aujourd'hui.

Les citadins, les banlieusards, les autoroutes et les immenses centres commerciaux sont autant de rats qui grugent les champs. Bon an mal an, la Commission de protection du territoire agricole du Québec reçoit quelque 3 000 demandes de dérogations de toutes sortes afin de bâtir des logements ici, d'agrandir un golf là-bas, de construire un centre de distribution au loin. Ce faisant, on accroît la pression sur les terres agricoles… et sur les terrains de jeu officieux des enfants. De verts, ils sont devenus gris. De riches, ils sont devenus pauvres en biodiversité. «Dans ma cour, maintenant, c'est un nouveau développement, un décor aseptisé, loin de mon doux souvenir d'antan», chante Marie-Annick Lépine.

Avec raison. Dans la vieille Europe, où les urbains s'entassent dans des endroits exigus, autant qu'en Amérique du Nord, où l'espace ne manque pourtant pas, l'enfant qui jette aujourd'hui un coup d'œil par la fenêtre (car il ne sort plus!) a de fortes chances de ne voir comme animaux que des écureuils, des pigeons et des chats en liberté, ce que confirme une étude publiée en 2004 dans la revue scientifique *Bioscience*[1]. «Dans les villes à travers le monde, écrivent les chercheurs américains, la plupart des résidents se concentrent dans des quartiers ayant une biodiversité grandement appauvrie. La conséquence est tragique et sous-estimée: des milliards de personnes n'auront jamais l'occasion de développer un intérêt pour la nature.»

---

1. Toutes les références se trouvent à la fin de cet ouvrage, dans la section Bibliographie.

À l'urbanisation s'est ajoutée la popularité du petit écran, encore plus avec l'avènement d'émissions éducatives dans les années 1970. Trop contents que leurs bambins cessent de « perdre leur temps », les parents ont tout de suite vu les bienfaits de cette télé positive qui apprenait tant de belles choses à leur marmaille.

La popularité de *Passe-Partout* ici et de *Sesame Street* ailleurs a incité les chaînes de télévision à en offrir plus aux enfants, privilégiant avec le temps, restrictions budgétaires obligent, la quantité plutôt que la qualité. Les amis de Cannelle et Pruneau, de Big Bird et Elmo ont eu des enfants à leur tour. Le petit écran a pris une place grandissante, allant même parfois jusqu'à remplacer la gardienne, voire le temps parental accordé aux bouts de chou.

Ajoutons à cela les Nintendo, devenus Xbox, devenus Wii, si chers aux jeunes générations. La place prépondérante de l'auto dans l'aménagement des villes. La culture de la peur alimentée par les nouvelles en continu. L'illusion si caractéristique de notre époque du sacro-saint risque zéro. Et le contrôle parental, croissant à mesure que le nombre d'enfants par ménage décroît.

Résultat : nos enfants s'enferment de plus en plus pour profiter des avantages de la maison, mais aussi pour s'isoler des dangers de l'extérieur. Mot d'ordre général : la sécurité, surtout pas l'expérience.

Inexistantes au Québec, les études sociologiques menées aux États-Unis, en Grande-Bretagne et aux Pays-Bas, entre autres, confirment l'impact de ce virage sur les habitudes des plus petits. Dans les années 1950 et 1960, *jouer* signifiait *jouer dehors*. Plus maintenant, précise une analyse néerlandaise publiée en 2005 dans *Children's Geographies*. La chercheure Lia Karsten, de l'Amsterdam Institute for Metropolitan and International Development Studies, rappelle qu'à cette époque, cela allait de soi, vu l'exiguïté des logements et la liberté accordée aux enfants. Alors qu'aujourd'hui, pour diverses raisons allant du contrôle parental aux peurs modernes, les enfants s'amusent à l'intérieur.

Généralisation? Oui, mais une généralisation qui se confirme sur le terrain, de l'avis des éducateurs, des gestionnaires des Muséums nature de Montréal, des experts en santé publique, des biologistes, des urbanistes, etc.

Et du mien, d'où ce livre, je l'espère, libérateur.

«Il y a moins de contacts avec la nature et, par conséquent, moins de connaissances de la nature, confirme Yves Paris, chef de la division de la programmation du Biodôme de Montréal. Ce manque de contact a transformé nos jeunes en illettrés des éléments de la nature.»

Les inscriptions chez les scouts, rare groupe basé sur l'intérêt pour la nature, en témoignent, même si l'éloignement de la nature n'est pas l'unique raison de cette désaffection. À Montréal, en près d'une décennie, les membres jeunes sont passés de 4 200 à 3 200. À Québec, de 3 000 à 1 200. Dans Lanaudière, de 1 200 à 470. Dans le Centre du Québec, de 1 200 à 400. Au total, l'Association des scouts du Canada comptait 26 356 membres jeunes en 1999-2000, mais à peine 13 289 en 2008-2009, une chute de moitié. «Dans les pays occidentaux, on note une baisse des inscriptions, précise Claude Corbeil, agent aux programmes de l'Association. Au Québec, de façon générale, il y a une décroissance depuis une quinzaine d'années.»

Il résulte de l'écart grandissant qui sépare nature et enfants une méconnaissance immense des écosystèmes, même urbains. Les études montrent que les enfants peuvent appeler les Bakugan et les Pokémon par leur prénom, mais sont incapables de nommer les arbres, oiseaux et plantes qui entourent leur maison. Sauf les écureuils, peut-être.

La vie dénaturée

Nostalgie que tout ça? Certainement.

L'omniprésence des enfants dans les rues et ruelles des villes rendait si vivante l'atmosphère urbaine il y a une cinquantaine d'années! Il faut lire les romans de Michel Tremblay ou encore visionner le magnifique documentaire *La mémoire des anges*, sorte de *patchwork* d'archives d'une centaine de films produits à Montréal par l'ONF durant les années 1950 et 1960, pour ressentir aussitôt un pincement.

Les enfants constituaient alors la ville. Et la ville était constituée d'enfants. Grouillants et actifs. Aujourd'hui, à part quelques exceptions ici et là, il n'y a plus que les familles hassidiques d'Outremont qui peuvent rappeler tout cela à notre souvenir. « Certains balaieront peut-être du revers de la main ces réflexions, les jugeant nostalgiques ou sentimentales, mais si notre expérience directe de la nature est limitée, notre lien affectif l'est aussi avec les milieux qui, en fin de compte, nous gardent en vie », écrit le généticien bien connu David Suzuki dans *L'Équilibre sacré.*

Et il n'y a rien de « grano » à le constater, ou à tout le moins à s'interroger à ce sujet : avons-nous rompu l'équilibre fondateur qui existait dans le quotidien des enfants entre les heures passées sur les bancs d'école et les heures consacrées à « lâcher son fou » à l'extérieur ?

Un nombre grandissant d'études ou d'analyses semblent arriver à une telle conclusion : la disparition progressive de la nature dans la vie de nos enfants aurait un impact majeur sur leur santé, mentale et physique, d'ailleurs jugée de plus en plus préoccupante. On évoque l'obésité, mais aussi les déficits de l'attention, la haute pression, le diabète, l'asthme, etc.

Une lettre publiée en 2007 dans le *Daily Telegraph* de Londres y faisait écho. « Nous pensons qu'un facteur primordial [expliquant l'explosion des problèmes de santé diagnostiqués chez les enfants] est le déclin marqué du jeu depuis 15 ans. Le jeu – particulièrement à l'extérieur, non structuré et peu surveillé – est vital dans le développement de la santé et du bien-être des enfants », pouvait-on lire.

Les signataires ? Quelque 270 experts de l'enfance, de tous les horizons, parmi lesquels le rédacteur en chef de la revue scientifique *Counselling Psychology Quarterly,* le secrétaire général de l'Association britannique des professeurs, le président de la Guilde des psychothérapeutes ainsi que de nombreux professeurs émérites du Royaume-Uni et d'ailleurs dans le monde. Car le cri du cœur concernait les enfants britanniques d'abord, mais aussi ceux des autres pays occidentaux, où les mêmes dérives se constatent. On retrouvait d'ailleurs, sur la liste des signataires de la missive, la coordinatrice de la US Alliance for Childhood, des professeurs de la Suède, de l'Inde, de l'Australie, de Toronto et de Calgary, mais également Bertrand Dupuis, psychoéducateur de l'Hôpital Children's de Montréal, et Bibiane D'Anjou, professeure honoraire de la faculté de l'éducation de l'Université de Montréal.

La chose se constate donc apparemment un peu partout. Aux États-Unis, le livre *Last Child in the Woods : Saving Our Children from Nature-Deficit Disorder*, du journaliste Richard Louv, est à l'origine d'une vaste réflexion collective sur le sujet. « Notre société enseigne aux plus jeunes à éviter le plus possible les expériences directes avec la nature, écrivait-il en 2005. Cette leçon est livrée par les écoles, par les familles et même par les organisations dont la mission tourne autour du plein air. »

En France, la psychanalyste Sylviane Giampino et la neurobiologiste Catherine Vidal ont lancé un pavé dans la mare, fin 2009, avec leur livre *Nos enfants sous haute surveillance*, dans lequel elles qualifient l'agitation des enfants de mal du siècle. Elles montrent du doigt leur vie saturée de stimulations, de *zapping*, de gadgets électroniques, mais vide de pauses, de jeux, de retrouvailles avec soi-même, de « ressenti », comme disent les Français. Autant de choses, évidemment, que la nature permet.

En Italie non plus, on n'y échappe pas. Une étude publiée en 2001 dans le *Journal of Community and Applied Psychology* révèle qu'à peine 15 % des *bambini* de 11 et 12 ans peuvent jouer dehors sans supervision, à Rome, et que moins de 40 % d'entre eux se rendent seuls à l'école, à pied ou à vélo.

En Australie, un portrait des enfants de Sydney âgés de 4 à 18 ans, croqué en 2008 par la Commission of Children and Young People, démontre que l'étalement urbain se faist là-bas au détriment des lieux de jeu extérieurs des enfants. « La réduction de l'espace public et des espaces de jeu inhibe le développement des compétences motrices et des interactions sociales des enfants », conclut-on.

Le constat est-il le même ici ? Nos enfants sont-ils aussi mal en point que certaines études étrangères semblent l'indiquer ? Les jeunes Québécois souffrent-ils, physiquement et psychiquement, de cet éloignement de la nature?

Le désenchantement

Entrevue avec Yves Hébert, auteur de l'ouvrage Une histoire de l'écologie au Québec: Les regards sur la nature des origines à nos jours. *Historien depuis plus de 25 ans, Yves Hébert a remporté en 2009 le prix littéraire Philippe-Aubert-de-Gaspé pour l'ensemble de son œuvre. Il est également l'auteur de huit livres portant sur l'histoire régionale, en plus d'avoir collaboré à plusieurs ouvrages de la Commission de toponymie du Québec.*

Au Québec, la première moitié du XXe siècle a été marquée par une phase d'émerveillement face à la nature. Comment cela s'est-il vécu?

On doit cet émerveillement à l'émergence d'un réseau d'éducation plus structuré dans lequel on pouvait enseigner des rudiments de l'histoire naturelle ou des sciences naturelles. Les prêtres éducateurs ont invité les enfants et les jeunes à sortir pour des expéditions dans la nature et c'est à ce moment qu'il y a une sorte d'émerveillement. La formation de groupes comme les Jeunes Naturalistes autour du frère Marie-Victorin et l'émergence du mouvement scout ont contribué à sensibiliser les jeunes aux beautés de la nature.

Il semble y avoir eu alors un foisonnement de groupes naturalistes. Quels étaient leurs buts?

On assiste effectivement à l'émergence de groupes comme les Clubs 4-H. Leurs objectifs sont, selon moi, de rassembler les jeunes provenant d'un milieu assez instruit dans le but d'en faire de bons citoyens canadiens-français et catholiques. En les rapprochant de la nature, on les rapproche de l'œuvre de Dieu. On observe du côté canadien-anglais les mêmes objectifs de créer de bons citoyens, mais l'idée générale semble moins religieuse.

Ce mouvement était-il populaire auprès des jeunes?

Le mouvement associatif, comme les scouts, les Clubs 4-H et la Société de zoologie, rejoignait surtout les jeunes appartenant à des familles instruites, en milieu urbain et semi-urbain, car en milieu rural, on utilisait les bras des enfants et des jeunes pour le travail. En milieu scolaire, surtout dans les collèges classiques, l'enseignement des sciences naturelles contribue à une certaine sensibilisation aux problématiques de la conservation des ressources.

Quand cette phase d'émerveillement s'est-elle terminée… et pourquoi ?

Le désenchantement s'opère avec l'affirmation de la jeunesse dans les années 1960. Et aussi avec la sécularisation et la laïcisation de la société québécoise. On connaît la suite, on assiste à un mouvement de retour à la terre, à certaines formes de nihilisme, d'anarchisme. Cette nouvelle phase est provoquée par une suite d'événements, allant de l'utilisation de la bombe atomique à la guerre du Vietnam, en passant par un souci grandissant pour la qualité de l'eau en Amérique du Nord.

Les groupes naturalistes semblent avoir tranquillement disparu par la suite.

Je suggère l'hypothèse que la laïcisation de la société québécoise a provoqué une baisse de fréquentation des Sociétés d'histoire naturelle de toutes sortes. En l'absence de prêtres éducateurs, elles ont été récupérées par des éducateurs et des scientifiques. Prenons l'exemple de la Société Provancher, fondée en 1919. Elle existe toujours et poursuit ses objectifs avec la devise : « J'aime, j'instruis, je protège. » Les sociétés d'histoire naturelle connaissent un développement plus lent. Plusieurs s'éteignent. Les Clubs 4-H existent toujours, mais leur envergure n'est pas celle des années 1950. Les Sociétés d'histoire naturelle ont été remplacées dans les années 1970 par les groupes écologistes. Aujourd'hui, les écoles Brundtland jouent un rôle important de vulgarisation au Québec.

Peut-on dire que les jeunes n'ont jamais été aussi éloignés de la nature qu'en ce moment ?

Malheureusement oui, la génération actuelle s'identifie à la vie urbaine, à la consommation effrénée. Les enfants rois des années 1990 sont devenus des experts de la consommation qui grandissent dans un monde rempli de pollution sonore. Jamais, en effet, les jeunes n'ont été aussi éloignés de la nature.

Bibliographie

270 eminent signatories, «Let our children play», *The Daily Telegraph*, 10 septembre 2007.

Commission of Children and Young People, 2008, in : Masters, Clare, «Kids too scared of crime to play outdoors», News.com.au, 28 juillet 2008.

Giampino, Sylviano et Vidal, Catherine, *Nos enfants sous haute surveillance : Évaluations, dépistages, médicaments*, Paris, Albin Michel, 2009.

Hébert, Yves, *Une histoire de l'écologie au Québec : Les regards sur la nature des origines à nos jours*, Les éditions GID, 2006.

Horelli, Lisa, «A comparison of children's autonomous mobility and Environmental participation in northern and southern Europe - the cases of Finland and Italy», *Journal of Community and Applied Psychology*, special issue on The Modern City as a Community, Decembre 2001.

Karsten, L., «It All Used to be Better ? Different Generations on Continuity and Change in Urban Children's Daily Use of Space.», *Children's Geographies*, Vol. 3, n° 3, p. 275-290, 2005.

Louv, Richard, *Last Child in the Woods : Saving Our Children from Nature-Deficit Disorder*, Algonquin Books, 2006.

Suzuki, David, *L'Équilibre sacré*, Montréal, Boréal, 2007.

Turner, W. R., Nakamura, T. et Dinetti, M., «Global Urbanization and the Separation of Humans from Nature», *Bioscience*, Vol. 54, n° 6, p. 585-590, 2004.

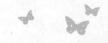

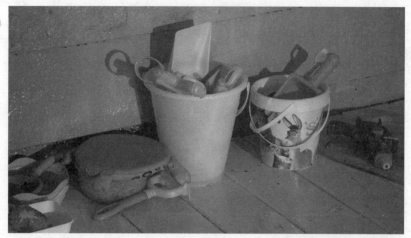

JOUER DEHORS

Que doit faire un enfant à deux ans ? jouer ;
à trois ans ? jouer ;
à quatre ans ? jouer ;
à cinq ans ? jouer.
Après on peut voir !

Julien Cohen-Solal
L'école à deux ans : est-ce bon pour l'enfant ?

Un sommet montagneux au premier plan. Deux grimpeurs. L'un est à la cime, l'autre en contrebas. Les deux fixent l'horizon, impressionnés par la beauté du paysage.

« Pour la réintroduction de l'homme dans la nature », peut-on lire sur cette publicité du fabricant de vêtements Aigle.

Tout est là.

Après avoir passé quelque 200 000 ans dans la nature à chasser, cultiver, cueillir et s'amuser, l'homo sapiens s'est complètement coupé de son milieu naturel, loin de toutes les menaces de l'extérieur. Entre les prédictions et les films catastrophes, on a souvent annoncé la fin prochaine de l'Homme ainsi que celle du monde qui l'entoure. C'est plutôt le lien entre l'Homme et ce monde qui semble disparaître.

« Au fur et à mesure que la nature continuera à disparaître de nos vies, son importance première se révélera, de la même façon que nous réalisons l'importance qu'ont eue nos parents au moment où nous les enterrons », écrit l'auteur américain Bill McKibben, dans *The End of Nature*.

Dramatique pour nous tous, cette distanciation du milieu dans lequel l'espèce a toujours évolué l'est encore plus pour les enfants. D'abord parce qu'on les coupe ainsi de leur habitat naturel, avec tout ce que cela implique d'adaptation physique et mentale. Ensuite parce qu'ils perdent du même coup les bienfaits qu'apporte « l'éternel plaisir du contact avec le monde de la nature », pour reprendre les mots de l'écologiste Rachel Carson dans *The Sense of Wonder*.

Et il faut ici « dé-granoliser » le mot « nature », le prendre dans son sens le plus large : l'extérieur et le dehors, le plein air et la cour arrière, la ruelle et l'espace vert. Ce n'est pas que du cui-cui des oiseaux que se privent les enfants en s'encabanant. Ils se coupent aussi du jeu extérieur dans son sens le plus large, urbain autant que rural. Un enfant peut retirer des bénéfices en jouant à la marelle sur le trottoir, en apprenant les différentes espèces d'arbres ou en se « perdant » dans un boisé à proximité.

Or, voilà, justement : les enfants sont moins libres, les enfants sortent moins, les enfants jouent moins dehors.

On peut déplorer le retrait de certains noms d'animaux du *Oxford Junior Dictionary* au profit des MP3 et autres Blackberry. On peut se désoler, comme David Suzuki, que les enfants sachent utiliser une souris d'ordinateur sans jamais en avoir vu une dans la réalité. On peut aussi regretter qu'à ce jour, bien des enfants n'aient connu la montagne que par l'entremise du jeu *Outdoor Challenge* sur leur Wii…

Mais il faut déplorer, d'abord et avant tout, que les enfants aient moins d'occasions et de temps pour jouer dehors, tout simplement.

Dans son livre *The Case For Make-Believe : Saving Play in a Commercialized World*, Susan Linn, psychologue à la Harvard Medical School, souligne que le temps accordé au jeu créatif par les 6-8 ans a diminué du tiers, entre 1997 et 2002.

Dans le même sens, une vaste étude intitulée *Changes in American Children's Time, 1981-1997* révèle que le temps accordé par les jeunes Américains au jeu libre a baissé de 12 %, soit d'un peu plus de sept heures par semaine, entre les années 1980 et les années 1990. Une mise à jour de cette même étude, menée principalement par la D^{re} Sandra Hofferth, a noté une réduction supplémentaire de 4 % au tournant du millénaire, soit de 1997 à 2003.

En revanche, le temps passé assis – sur les bancs d'école, devant un ordinateur, etc. – a explosé pendant la même période.

Faites l'exercice. Comparez le nombre d'heures que vous passiez à jouer dehors sans réelle supervision, durant votre enfance, et celui que vos enfants passent à faire la même chose. Vous confirmerez à votre tour les conclusions de ces études.

D'ailleurs, un sondage mené auprès de 800 mères américaines et dont les résultats ont été publiés en 2004 dans le *Contemporary Issues in Early Childhood*, indique effectivement que leurs enfants passent beaucoup moins de temps à l'extérieur, à jouer librement, qu'elles ne le faisaient à une autre époque.

Quelque 70 % des mamans sondées soutenaient qu'elles jouaient dehors tous les jours durant leur enfance, alors qu'à peine 31 % de leurs propres enfants en font autant…

Et la chose s'observe au Québec aussi. Certes, aucune étude en ce sens n'a été menée en profondeur, mais toutes les observations, toutes les entrevues menées pour ce livre nous mènent à ce constat.

«Lorsqu'on examine le temps passé devant les écrans de télévision, devant les jeux vidéo ou les ordinateurs, on constate en effet un éloignement de la nature, mais aussi du jeu extérieur en général», atteste Louise Séguin, professeure et chercheure au sein du Groupe de recherche interdisciplinaire en santé, médecine sociale et préventive de l'Université de Montréal.

Mais bon, nostalgie mise à part, est-ce que cela a un effet négatif sur la qualité de l'enfance, sur l'expérience qu'ont les enfants du monde qui les entoure?

Le pouvoir de la nature

Frisson l'écureuil a peur de tout. Il demeure confiné à son arbre. «Après tout, un écureuil peut se faire mordre», note le personnage principal de ce livre pour enfants signé Mélanie Watt.

Nullement malheureux, Frisson lit l'annuaire téléphonique, il siffle, il bricole, il tricote, il bâille… Il ne s'ennuie donc pas trop, mais il ressent cruellement l'absence d'amis.

Un beau jour, Frisson ose donc. Il quitte son trou, non sans avoir lancé au loin un jouet à mâchouiller afin d'attirer « les mordeurs potentiels », ce qui lui permet enfin, au bout de nombreuses péripéties, de nouer une amitié durable avec une bête poilue.

Belle métaphore. Confinés à la maison, ne mettant que rarement le nez dehors, nos enfants se branchent sur des jeux virtuels, sur la télévision, sur l'ordinateur. Ils ne s'ennuient donc pas trop, mais leur être, leur corps, leur santé, leur autonomie et leur indépendance ressentent cruellement, eux, l'absence de lien avec le monde extérieur.

« Notre Occident scientifique et technologique a produit en une seule génération une hallucinante inversion, soutient Tom Berryman, chercheur associé à la Chaire de recherche du Canada en éducation relative à l'environnement de l'UQAM. Pour de nombreux parents et enfants, la véritable pénitence est maintenant d'aller dehors alors que la chambre est devenue le lieu de prédilection. »

Or, la nature nous fait du bien. On en a un indice, anecdotique mais néanmoins éloquent, dans la multiplication des économiseurs d'écran privilégiant les paysages extérieurs, dans la préférence des voyageurs pour les sièges donnant sur un hublot ou encore dans le choix du bouquet de fleurs comme cadeau de circonstance lors des visites à l'hôpital.

Nous avons en effet une affinité innée avec la nature, un lien subconscient avec la vie, que nous recherchons à chaque étape de notre développement. L'entomologiste Edward O. Wilson appelle cela la « biophilie ».

On peut bien rester sourd à ce discours, mais du coup, on se ferme aux nombreuses percées scientifiques des dernières années qui démontrent les énormes bienfaits de la nature sur l'être humain.

Des exemples ? Les études nous en fournissent à satiété. Les Japonais qui vivent à proximité d'un parc vivent plus longtemps. Moins il y a d'arbres à proximité d'un développement résidentiel, plus le nombre de crimes augmente. Plus un enfant passe de temps à l'extérieur, moins il a de risques de développer de la myopie plus tard. Plus il y a d'arbres dans une rue, moins la prévalence de l'asthme est forte parmi les enfants. Une vue sur l'extérieur permet à un patient en convalescence de guérir plus vite…

Intéressant, non?

Mais je vous l'accorde, un peu court. Une étude ne fait pas la tendance. Allons donc plus loin et examinons certaines recherches plus en détail, seule façon de tirer une conclusion solide.

Que nous disent-elles? Qu'un environnement composé de verdure a un impact important sur les capacités de concentration des enfants, par exemple. Une chercheuse de l'Université Cornell, a pu en arriver à un tel constat en examinant l'impact qu'avait le déménagement d'enfants d'une maison à une autre. Les conclusions de cette étude fascinante ont été publiées en 2000 dans la revue *Environment and Behavior*.

«Les fonctions cognitives étaient profondément différentes avant et après le déménagement, pour les enfants qui passaient d'une maison de piètre qualité, à une maison de plus grande qualité entourée d'espaces verts, explique Nancy Wells, coauteure de l'étude. Les capacités d'attention s'amélioraient, même si on excluait la qualité de la maison comme telle.»

Conclusion? «Les résultats tendent à confirmer que le pouvoir de la nature est effectivement profond», ajoute-t-elle en se référant à plusieurs autres études traçant également un lien entre la concentration et la nature.

En 2001, par exemple, une étude aux conclusions similaires, publiée dans le *Journal of Environmental Psychology*, comparait la capacité de concentration d'enfants résidant dans une même tour à logements, en tentant de soustraire les facteurs d'influence pour mieux les comprendre.

Résultat? Lorsqu'un enfant fait ses devoirs, plus il voit de «nature» (arbres, plantes et plans d'eau) par la fenêtre, plus il a de facilité, là aussi, à se concentrer. Moins il fait «le cancre», aurait écrit Prévert.

Toujours sceptique? Jetons donc un coup d'œil aux études menées sur les enfants atteints d'un trouble déficitaire de l'attention avec ou sans hyperactivité (TDAH), car elles sont nombreuses. Là encore, l'effet d'une dose de nature – appelé par certains l'«effet Muskoka» – se fait sentir. Les enfants atteints de TDAH qui, non médicamentés, faisaient une marche de 20 minutes dans un espace vert recouvraient une capacité de concentration se rapprochant de celle d'enfants sans trouble, selon une étude publiée en 2008 dans le *Journal of Attention Disorders*.

«Nous avons évalué l'effet d'une marche dans un parc et nous l'avons comparé à celui de la médication, explique Andrea Faber Taylor, co-auteure de l'étude et professeure à l'Université de l'Illinois. Nous avons été surpris de constater que l'effet d'une dose de nature était aussi prononcé, sinon plus qu'une dose de médicaments.»

L'intérêt pour la nature décroît

Entrevue avec Anne Charpentier, directrice de l'Insectarium de Montréal. Titulaire d'une première maîtrise en Sciences biologiques et d'une seconde en Muséologie, Anne Charpentier a occupé au Biodôme, pendant une dizaine d'années, la fonction de responsable de l'interprétation, de la programmation des expositions et des activités culturelles.

Afin de mieux positionner l'Insectarium, vous avez mené des recherches qui vous laissent croire que l'intérêt pour la nature décroît.

C'est en effet une tendance que l'on observe. Il y a certes un intérêt pour l'environnement, mais pas pour la nature. Surtout en milieu urbain. Les jeunes sont de plus en plus déconnectés de la nature, qu'ils ne voient plus que devant un écran de télévision.

Quelles conséquences sur les jeunes?

Plus les jeunes sont déconnectés de la nature, moins ils sont formés, moins ils sont sensibles à la protection de la nature, de la biodiversité. Vous savez,

2010 est l'année internationale de la biodiversité. Nous allons donc axer le plus possible notre discours sur l'importance de cette richesse, parce qu'il en va de la survie même de l'espèce humaine. Nous sommes sur la terre depuis beaucoup moins longtemps que tous les autres organismes vivants, y compris les insectes. Si on ne fait pas trop attention, si la tendance à une plus grande consommation se maintient, nous épuiserons les ressources de la planète. Revenons aux enfants : s'ils sont déconnectés de la nature, ils ne verront pas la nécessité de protéger cela, de devenir des citoyens avertis qui feront les bons choix nécessaires.

Pourquoi les enfants ne sont-ils plus capables de distinguer une abeille d'une guêpe ?

Je crois qu'il y a d'abord une crainte des adultes vis-à-vis des insectes, une peur qu'ils transmettent à leur insu à leurs enfants. Or, si les enfants ont la chance d'échapper à cette crainte-là, c'est tout le contraire qui se passe : ils aiment les insectes et ils en sont très curieux, ils sont fascinés. Les insectes étant tout petits, ils sont vraiment à la portée des enfants.

Comment expliquer, dans ce cas, que les adultes aient peur des insectes ?

La crainte vient de la méconnaissance. On met trop souvent l'attention sur les quelques insectes dérangeants – je n'ose pas dire nuisibles, car ils ont tous un rôle écologique. Aux yeux de Monsieur et Madame Tout-le-monde, les guêpes et les abeilles dérangent, même si c'est moins vrai pour les abeilles. Même chose pour les moustiques. Or, les insectes ne se résument pas aux guêpes et aux moustiques.

On craint ce qu'on ne connaît pas...

En 1983, Howard Gardner, professeur au département d'éducation de Harvard, faisait un tabac avec sa théorie des intelligences multiples. Il obligeait tout d'un coup les spécialistes à regarder les enfants d'âge scolaire sous un jour nouveau, en s'attardant à sept types d'intelligence capables d'expliquer leurs styles d'apprentissage : l'intelligence spatiale, l'interpersonnelle, la verbo-linguistique, etc.

Puis le concept s'est affiné avec le temps. Si bien que 16 ans après avoir publié *Frames of Mind: the Theory of Multiple Intelligence*, Gardner osait ajouter l'intelligence naturaliste. « Cette intelligence permet aux êtres humains de reconnaître, de classifier et de profiter de certaines caractéristiques de l'environnement», précisait-il.

Or, l'ironie veut que cette «intelligence» additionnelle voie le jour au moment même où elle est en train de disparaître… En effet, les enfants d'aujourd'hui ont beau pouvoir soliloquer sur le recyclage et le compostage, ils sont incapables de nommer les éléments naturels qui les entourent, ce que confirment les recherches et sondages menés auprès des plus jeunes.

La plus connue est certainement cette étude britannique, publiée en 2002 dans la revue *Science*, qui comparait le taux de reconnaissance des animaux à celui des personnages du dessin animé Pokémon. Les chercheurs ont constaté qu'à 4 ans, seulement 7 % des enfants pouvaient reconnaître les personnages de Pokémon et 32 % un nombre significatif d'animaux et d'organismes vivants, tels les lapins et les coccinelles. À 8 ans, les chiffres s'inversaient : 78 % reconnaissaient les Pokémon et 53 % les animaux.

C'est donc dire qu'en l'espace de quatre ans, les connaissances «naturelles» ont légèrement progressé de 20 %, alors que celles des personnages d'une populaire émission télévisée explosaient de 70 % !

Rebelote sept ans plus tard, en 2009, alors qu'une autre étude (une initiative commune à la National Geographic Society, au Secrétariat de la Convention sur la diversité biologique des Nations Unies et à Airbus, en guise de préambule à l'Année Internationale de la Biodiversité en 2010) révélait que quatre enfants sur dix sont capables de distinguer une abeille d'une guêpe (3 % ont cru reconnaître une mouche à la vue d'une abeille !). Les données étaient sensiblement les mêmes lorsqu'on leur montrait une souris et une gerbille, un crapaud et une grenouille, une tulipe et une marguerite.

Peut-on faire un parallèle avec nos petits Québécois ? Réussiraient-ils mieux ces tests que leurs camarades britanniques ? Poser la question, c'est y répondre…

Ils ont beau grandir dans un pays aux ressources naturelles abondantes, nos petits sont tout aussi coupés de la flore et de la faune que n'importe quel autre enfant ayant grandi en Occident au cours des dernières décennies.

À cette fin, l'écologiste Laure Waridel a mené en 2002 une expérience intéressante avec son conjoint, le documentariste Hugo Latulippe. Caméra à la main, ils ont présenté aux jeunes qui sortaient du Collège français, dans le Mile End à Montréal, des cartons sur lesquels s'affichaient les logos de certaines multinationales.

« Les jeunes parvenaient à les reconnaître très rapidement, se remémore Laure Waridel. En revanche, lorsque nous présentions des images d'oiseaux comme le merle, l'hirondelle, le geai bleu et le pigeon, seul le pigeon était généralement identifié ! Quant aux autres espèces, les jeunes avaient beau grimacer et écarquiller les yeux, ils finissaient immanquablement par la même réponse : aucune idée… »

« À croire que notre disque dur est plein de prêt-à-consommer, ce qui ne laisse plus de place pour les éléments de notre milieu naturel », lâche-t-elle.

On peut bien se consoler en se disant que nos enfants survivront plus tard même s'ils ne sont pas capables de distinguer un érable d'un peuplier. Après tout, nous avons aussi beaucoup de difficulté à nommer et à distinguer ce qui nous entoure.

Mais comment penser que nos enfants, qui grandiront dans un monde différent du nôtre, seront de bons gardiens de l'environnement, qu'ils se soucieront de conservation et de protection, qu'ils feront la différence entre un comportement destructeur et un comportement salvateur ?

Le jeu, c'est...

« Une attitude subjective où plaisir, curiosité, sens de l'humour et spontanéité se côtoient, ce qui se traduit par une conduite choisie librement et pour laquelle aucun rendement spécifique n'est attendu. »

Francine Ferland, *Le modèle ludique*

«Une activité physique ou mentale purement gratuite, qui n'a, dans la conscience de celui qui s'y livre, d'autre but que le plaisir qu'elle procure.»

Le Petit Robert

«Une activité de loisirs d'ordre physique ou bien psychique, soumise à des règles conventionnelles, à laquelle on s'adonne pour se divertir, tirer du plaisir et de l'amusement.»

Wikipédia

L'importance du jeu

Je suis journaliste en environnement et pourtant, j'habite la banlieue.

Oui, oui.

Je me le fais parfois reprocher. Et ma réponse est invariablement la même : Saint-Lambert est plus proche du cœur de Montréal que la plupart de ses quartiers. Tout se fait à pied. Le centre-ville grouille de monde. Et il y a plus d'espaces verts qu'ailleurs.

Le lieu idéal pour élever des enfants, dans ce cas ? Oui, si ce n'était ce règlement qu'agitent à l'occasion certains résidants exaspérés par le bruit que mènent les marmots.

«Pour obtenir la paix, l'ordre, le bien-être général et la protection des personnes…, nulle personne n'aura le droit de se servir des rues, trottoirs ou places publiques pour des jeux», peut-on lire au règlement 89, article 11. Ce dernier est certes centenaire, mais il est toujours d'actualité, puisque les tentatives de certains citoyens de l'amender ont toutes échoué.

«Il fait bon vivre à Saint-Lambert», clame le slogan… Mais qu'il ne vous prenne pas une soudaine envie de jouer au hockey de rue sur la voie publique ou de courir sur la place du village, compris ?

La chose est consternante et pourtant, elle se vérifie dans la plupart des villes du Québec, dotée d'un règlement similaire. D'ailleurs, au printemps 2010, un père de Dollard-des-Ormeaux, sur l'île de Montréal, l'a appris à ses dépens. Il a reçu une contravention de 75 $ à la suite de la plainte d'un voisin excédé par le « vacarme » que faisaient les enfants en jouant au hockey !

Bien que les enfants continuent à jouer dans la rue malgré ces règlements, rarement appliqués, leur existence même résume le rapport trouble que notre société entretient avec le jeu, qu'elle considère comme un désagrément ou une inutilité, au mieux un passe-temps frivole.

Le psychanalyste Bruno Bettelheim, en faisant référence aux activités naturelles des enfants (*games*) – non aux activités ludiques des grands (*game*) –, note l'utilisation fréquente de l'expression « c'est un jeu d'enfant ». Cela « dénote un certain mépris de la part des adultes », écrit-il dans *Pour être des parents acceptables*.

Le jeu libre a mauvaise presse, confirme Francine Ferland, ergothérapeute, professeure émérite à l'Université de Montréal et auteure de *Et si on jouait ?*. Et parce qu'il est mal perçu, que les parents, fous de performance et de stimulation, n'y voient pas là une occasion de faire grandir leur enfant, le jeu est le premier à être sacrifié lorsque le temps manque.

« L'organisation des journées des parents rend la chose difficile, explique-t-elle. On revient à la maison, c'est l'heure du souper, c'est l'heure des bains, c'est l'heure des devoirs. Et quand il y a un petit moment libre, on va souvent s'installer devant la télévision. Et après c'est l'heure du dodo. Donc, il n'y a pas beaucoup de temps dévolu au jeu libre comme tel. »

Soyez patients avec vos parents, lance d'ailleurs l'ergothérapeute aux enfants, en guise de recommandation. Montrez-leur à quel point le jeu est utile dans votre vie.

Tout cela semble bien évident, il est vrai. Le jeu a toujours fait partie de la vie des enfants, mais aussi de celle de l'ensemble des mammifères à sang chaud. Pour se convaincre de son utilité, précisons seulement que les animaux jouent constamment, même quand cela accroît leurs risques d'être la proie de leurs ennemis.

Difficile de croire qu'une chose aussi naturelle puisse être remise en question par l'homme...

« Pourtant, partout dans le monde, les spécialistes du jeu se demandent si tel n'est pas le cas », observe Valerie Fronczek, vice-présidente de la Coalition canadienne pour les droits des enfants et directrice des communications de l'International Association for the Child's Right to Play.

Ces dernières années, avec raison, nous nous sommes collectivement beaucoup attardés à l'absence d'occasions de jouer des enfants grandissant dans la misère et la pauvreté dans les zones de guerre ou de sécheresse. Mais aujourd'hui, force est de constater que ces droits universellement reconnus devraient aussi être appliqués aux jeunes ayant la chance de vivre avec des ressources abondantes. Eux non plus, soutient un rapport de l'American Academy of Pediatrics, ne jouent pas suffisamment pour en récolter les bienfaits « cognitifs, physiques, sociaux et émotifs ».

Cela, en raison d'une multitude de facteurs : la structure familiale, constituée de plus en plus souvent d'un parent seul (famille monoparentale) ou de deux parents qui travaillent ; la propension de plus en plus grande des femmes à travailler ; l'organisation de plus en plus serrée des horaires familiaux dans le but d'équilibrer le travail des parents et les activités parascolaires des plus jeunes ; le temps croissant passé à l'école et au service de garde ; la place prépondérante prise par la télévision et les jeux vidéo, etc.

Or, le jeu libre n'est pas qu'une façon de lâcher son fou, de perdre quelques calories ou de réduire le stress. Faut-il vraiment le rappeler ? Le jeu est une activité sérieuse... Une activité essentielle au développement social, physique, mental et moteur des enfants.

Le jeu leur permet entre autres d'apprendre à coopérer, à respecter les différences, à s'accommoder de contraintes et de règlements, à savourer le succès modestement, à relativiser leurs frustrations, à développer leur créativité, leurs habiletés à négocier, à diriger, à contrôler, soulignait en 1991 le Groupe de travail pour les jeunes, présidé par Camil Bouchard, dans son rapport *Un Québec fou de ses enfants*.

Le jeu joue aussi un rôle crucial double : dans le développement de l'enfant d'abord, comme l'a décrit le célèbre psychologue Jean Piaget, et dans le développement neurologique ensuite, comme l'attestent plusieurs études récentes.

Parmi les travaux réalisés sur ce sujet, les plus intéressants sont certainement ceux du chercheur en neuroscience comportementale Sergio Pellis de l'Université de Lethbridge en Alberta. En analysant le comportement des rats, il a démontré le lien entre le jeu et le développement du cortex préfrontal. Encore mieux, il a révélé un lien entre l'absence de jeu et le développement de toutes sortes de troubles mentaux et comportementaux.

En comparant deux groupes de rats, l'auteur de *The Playful Brain* a en effet constaté qu'une série de déficits cognitifs apparaissaient chez ceux qui étaient privés de jeu. L'impact sur la neurogenèse et la synaptogenèse du cortex préfrontal se traduisait aussi par des difficultés sociales et affectives.

Peut-on en conclure, de la même manière, que les enfants privés de jeu développent toutes sortes de problèmes de comportement ?

« Oui », répond le Dr Pellis dans une entrevue au magazine *Québec Science*. « L'épidémie de troubles de l'attention qu'on observe chez les enfants est entre autres le reflet de l'environnement de plus en plus rigide dans lequel on leur demande de fonctionner, estime-t-il. En intégrant des périodes de jeu non structuré à l'école, on favoriserait sans doute leur motivation et leur persévérance. »

Le jeu, c'est sérieux

Entrevue avec Francine Ferland, ergothérapeute, professeure titulaire de l'Université de Montréal et auteure de Et si on jouait ? *Conférencière de renom, Francine Ferland est l'auteure de nombreux autres ouvrages portant sur l'incidence du jeu sur le développement de l'enfant.*

Le jeu est-il vraiment important ?

Oui. Le jeu permet à l'enfant de vraiment se développer de la façon la plus harmonieuse et la plus naturelle possible. Le jeu est une super vitamine pour l'enfant, qui répond à des besoins particuliers : bouger, se faire comprendre par les autres, partager des activités avec les autres, etc. En outre, c'est aussi un excellent baromètre de santé. Un enfant qui ne joue pas est un enfant qui est soit triste, soit anxieux, soit apeuré. La peur paralysera son goût d'être actif, tout comme un mal de tête, un mal au ventre, etc. Le jeu est donc la manifestation d'une bonne santé… même quand l'enfant déplace trop d'air au goût des parents.

Vous dites dans votre livre qu'il s'agit de « l'activité la plus importante de l'enfance »…

Oui ! Évidemment, l'enfant doit manger et dormir, mais une fois nourri, habillé et reposé, ce qu'il reste de sa journée, c'est le jeu. Pour l'enfant, il s'agit d'une école de vie. Cela lui permet de se développer tant au niveau moteur, cognitif, perceptif, affectif que social. Un enfant qui a la possibilité de jouer se développera harmonieusement et sera prêt pour aller à l'école.

Il s'agirait même de la « vie en miniature », selon vos mots.

Oui, parce que l'enfant qui joue apprend à établir des contacts avec d'autres enfants, comme dans une mini société. L'enfant apprend ainsi les règles : comment on aborde une autre personne, comment on lui demande des choses, etc. Quand l'enfant imagine un jeu, il établit des règles, desquelles il peut dévier sans problème. Mais déjà, il reproduit des situations qu'il a vues autour de lui, des situations qu'il aura à vivre.

Par exemple ?

Si deux enfants jouent au père et à la mère, ils reproduisent souvent des choses qu'ils ont vues. Ils peuvent ainsi utiliser leur imagination pour dire : « Bon, maintenant tu vas manger, je t'ai fait des bons légumes. Tu manges tes légumes. » Si les enfants jouent à faire l'école, ils vont reproduire là encore ce qu'ils ont vu ou entendu : « Moi, je fais le professeur, alors toi, tu me fais un beau dessin. » Ils vont ainsi reproduire la société à leur niveau.

Et quand l'enfant commence à vieillir, en quoi est-ce que le jeu demeure important?

Quand l'enfant vieillit, rendu à 5 ou 6 ans, il élabore vraiment des scénarios de jeu. Ce n'est plus un jeu de trois ou quatre minutes. Il va vraiment mettre en place une séquence de jeu, élaborer une mise en scène. À cet âge-là, l'enfant est davantage capable de coopérer avec les autres, d'entrer en compétition. Le jeu lui permet donc de faire des acquisitions différentes.

Le jeu lui apporte aussi un équilibre, j'imagine?

Oui, car l'enfant d'âge scolaire passe beaucoup de temps assis, contrôlé, tranquille, même s'il a un énorme besoin de se dépenser physiquement. Les cours d'éducation physique, il n'y en a pas autant qu'il y en avait avant. Et l'on interdit même de courir dans certaines cours de récréation. Le jeu libre va donc lui apporter un équilibre au quotidien.

Les temps... libres?

Dans un monologue écrit quelque temps avant sa mort, le célèbre humoriste américain George Carlin regrettait que les plus jeunes n'aient plus de temps libre, qu'ils ne soient plus laissés à eux-mêmes.

«Le jeu libre a été retiré de la vie des enfants et placé dans le calendrier de la mère», se désolait-il avant de se remémorer une époque où les enfants pouvaient s'asseoir peinards, prendre une branche, puis gratter la terre patiemment jusqu'à ce qu'un trou se forme.

«Quand est-ce que les enfants ont la chance de s'asseoir et de ne rien faire avec une branche? s'interrogeait-il. De regarder la branche, puis de regarder le trou? Les enfants savent-ils encore, d'ailleurs, ce qu'est une branche?»

Le temps alloué à ne rien faire, aux rêveries, à l'imaginaire, à donner des coups de pied dans une roche est en effet en déclin, ici comme ailleurs.

Appelons cela la tyrannie du «je-ne-sais-pas-quoi-faire». Les enfants ont complètement perdu l'habitude d'être laissés à eux-mêmes. Ils exigent donc, dès qu'ils ont une toute petite minute de libre, que les parents leur proposent un jeu, une activité, ou, encore mieux, qu'ils les autorisent à regarder un écran.

Exit le jardin secret, l'espace de liberté dans lequel l'enfant peut grandir à sa manière. L'identité se forge dans le rapport aux écrans et aux parents. Avouons-le, nous sommes aujourd'hui omniprésents dans la vie de nos rejetons.

« Il manque à l'enfance une culture de l'être, un espace où pourrait s'étayer la vie imaginaire et par là même, la vie intérieure, écrit Chantale Proulx dans *Un monde sans enfance*. C'est la vie intime qui est à la base de la moralité et l'antidote de la violence entre nous. »

« Les enfants auraient avantage à bénéficier de plus d'oisiveté », ajoute celle qui enseigne la psychologie de l'enfant à l'Université de Sherbrooke.

Structurés, organisés, encadrés, autant à l'école qu'à la maison, durant l'été et durant l'année scolaire, les enfants n'ont plus de temps et d'espace pour se poser. Nous créons ainsi pour nos loupiots une « enfance d'emprisonnement », pour reprendre les mots de Mark Francis, professeur à l'Université de Californie.

Ne jouissant plus de cette nécessaire liberté, les enfants perdent en effet l'autonomie et l'indépendance… que leurs parents exigent pourtant d'eux.

« Il est fréquent d'entendre un parent répondre à son enfant qui s'ennuie : "Je ne peux pas croire que tu te plains, alors que tu as une heure pour t'amuser avec tous ces jouets !", raconte l'ergothérapeute Francine Ferland. Mais le temps de cet enfant est habituellement tellement organisé, qu'il ne sait plus s'organiser lui-même. Il est complètement dépendant des adultes. »

Et cela commence très tôt, aujourd'hui, avec l'entrée précoce à la garderie. Or, le centre de la petite enfance est davantage un milieu de stimulation – exemplaire en cela – qu'un lieu où l'enfant apprend à développer son autonomie.

Imaginez en outre l'impact des garderies et des maternelles sur tous ces enfants qui passent parfois 9 heures, 10 heures, voire 11 heures loin de papa et maman.

J'exagère? «Pas du tout», rétorque Martine Chatelain, membre fondatrice du comité conseil en éducation à un avenir viable de la Centrale des syndicats du Québec, et enseignante au préscolaire depuis plus de 30 ans.

«Quand j'ai commencé à travailler, la maternelle se faisait par demi-journée de 2 h 30. Les enfants retournaient ensuite chez la gardienne ou à la maison. Or, depuis l'instauration des services de garde, tout a changé. Quand j'arrive à l'école vers 7 h 30, 98 % des enfants sont déjà là. Et quand je repars vers 16 h 30 ou 17 h, il y en a encore beaucoup qui sont là. Ça leur fait 9 heures dans la même bâtisse!»

Neuf heures, on le devine, avec bien peu de moments laissés à eux-mêmes.

Moins contraints, plus épanouis

Pour le Conseil québécois du loisir (CQL), le loisir est le temps «non obligé», le temps libre dont dispose un individu en dehors des périodes où la société impose des contraintes et des responsabilités. En ce sens, le conseil interpelle le gouvernement, qui a certaines responsabilités en la matière, rappelait en 2003 Claude Ryan, alors ministre du Loisir et du Sport.

«Les activités de loisir apportent dans la vie des personnes et des collectivités un élément de santé, de détente, de diversité, de rapprochement et d'équilibre dont les effets sur la vie sociale, économique et politique sont difficiles à chiffrer mais non moins importants.»

«La société est plus humaine dans la mesure où les personnes y sont moins contraintes et plus épanouies. Le loisir joue dans cette perspective un rôle indispensable.»

«De là découle l'importance que doivent attacher les autorités publiques à ce que soit favorisé son développement et à ce que la participation aux avantages qu'il procure soit accessible au plus grand nombre.»

Allocution de Claude Ryan, lors de l'ouverture du Forum québécois du loisir, dont il était le président d'honneur.

Source: Mémoire du Conseil québécois du loisir présenté lors de la consultation publique sur la Stratégie d'action jeunesse 2005-2008, juin 2005.

L'imagination : une qualité en régression

Père plutôt sévère, je me suis toujours assuré que mon fils tienne sa chambre propre, qu'il replace ses jouets, qu'il range ses vêtements avant de se coucher le soir. Non seulement cela lui permet-il d'avoir une bonne hygiène de vie, mais aussi une chambre où l'espace est toujours libre pour jouer.

Jusqu'à ce que ma femme me fasse remarquer que j'y allais un peu fort, le jour où j'ai réprimandé mon fils pour avoir laissé traîner une petite auto dans son bac à Lego…

Cet épisode m'a ouvert les yeux sur mon caractère légèrement obsessif, mais aussi sur les bienfaits du laisser-aller. Par la suite, plus les jours avançaient, plus les jouets s'éparpillaient et plus mon fils, alors âgé de 6 ans, se plongeait dans son propre monde imaginaire et créatif. Mieux encore, grâce à ce fouillis, il poursuivait ses histoires d'un jour à l'autre.

En un mot : l'encadrement serré que j'imposais à mon fils l'empêchait de laisser libre cours à son inventivité, à son imagination, à sa créativité.

Il en va de même à la garderie, à la maternelle puis à l'école plus tard. Une place pour chaque chose et chaque chose à sa place. Les jouets, comme les enfants d'ailleurs.

Citée dans le livre québécois *Le bébé et l'eau du bain*, la psychologue Diane Quevillon explique avec justesse : «Passer d'un petit coin à un autre et d'une activité dirigée à une autre, ou d'un cours à un autre et d'une sortie à une autre, cela fait peut-être des enfants bien adaptés socialement et cultivés, mais cela ne favorise pas nécessairement la créativité », fait-elle remarquer.

Et cela concerne donc autant les éducateurs/organisateurs, que les parents un peu trop contrôlants (comme moi!) qui ne laissent pas les enfants sortir du cadre, des règles, des instructions formulées. Comme le soulignait si justement Robert M. Pirsig dans son célèbre livre *Traité du zen et de l'entretien des motocyclettes*, on élimine toute créativité lorsqu'on assemble un véhicule en suivant le mode d'emploi mot à mot, sans jamais y déroger.

Les enfants n'étant pas des machines, ils ont besoin de temps libre tout au long de leur enfance. Avant 3 ans pour s'abandonner aux jeux du faire semblant. Et après, pour puiser dans leur imagination la matière nécessaire à la construction de scénarios de plus en plus élaborés.

« De 3 à 5 ans, précise l'ergothérapeute Francine Ferland, l'enfant croit aux fantômes, aux fées et au père Noël. Tout ce qu'il désire ou imagine est réel. Il se retrouve dans un univers parfois plus près du rêve que de la réalité. »

Mais pour que le jardin secret se cultive en son for intérieur, l'enfant a un besoin crucial de temps. De temps pour jouer, comme nous le soulignions, mais aussi de temps passé loin de toute stimulation, sans quoi la créativité s'en voit limitée.

À ce propos, une étude publiée en 2006 dans la revue *Pediatrics* établit un lien direct entre les heures passées devant la télévision et la créativité. En examinant les activités de nombreux enfants sur des périodes de 24 heures, l'équipe de chercheurs américains de la D[re] Elizabeth A. Vandewater a non seulement constaté qu'ils regardaient beaucoup de télévision, mais aussi que cela empiétait largement sur le temps accordé au jeu créatif.

En raison de l'omniprésence de la télévision et des horaires que nous nous imposons, nous parents, les enfants vivent dans un programme tout inclus, sans espace de solitude et sans jamais pouvoir expérimenter «l'angoisse naturelle des moments de flou», regrette la psychologue Diane Quevillon.

«Comme parent ou comme éducateur, ajoute-t-elle, on doit pouvoir supporter que l'enfant ait un passage à vide pour qu'il sente le manque. Alors là s'instaurent tranquillement le désir et l'inventivité.»

«Faites-les courir, faites-les danser»

Entrevue avec Sonia Lupien, directrice scientifique du Centre de recherche Fernand-Seguin en santé mentale, rattaché à l'Hôpital Louis-H. Lafontaine, et également directrice du Centre d'étude sur le stress humain. Sonia Lupien s'intéresse aux effets du stress au cours d'une vie et a mené des études chez les enfants et les jeunes adultes. Ces dernières ont démontré que même les enfants sont vulnérables aux effets du stress, et que certains sécrètent des taux élevés d'hormones dès l'âge de 6 ans.

La vie de nos enfants est-elle trop sédentaire?

Oui. Les enfants sont capables de mobiliser de l'énergie pendant toute une journée sans trouver le moment de l'évacuer. Les professeurs se demandent pourquoi tant d'enfants pètent leur coche à l'école. Or, ce que je leur dis, quand je les rencontre, c'est: «Faites-les courir, faites-les danser, faites-leur faire perdre l'énergie qu'ils ont mobilisée.» Si elle n'est pas évacuée, c'est dans le cerveau que cette énergie se ramasse, ce qui aura nécessairement des effets négatifs sur la capacité d'apprendre, sur la mémoire, la régulation émotionnelle.

Les jeunes ont donc besoin, physiquement et mentalement, de lâcher leur fou?

Nous avons tous vu un film où le garçon débarque chez sa blonde qui lui annonce qu'elle le quitte. Le garçon sort et se met à marcher. Puis il accélère, il commence à trotter, puis il se met à courir de toutes ses forces. Il vous dira après qu'il ne savait pas pourquoi il courait. Mais c'était simplement pour faire sortir l'énergie accumulée.

En tant que directrice du Centre d'étude sur le stress humain, comment mettez-vous cela en pratique, à la maison ?

J'ai quitté l'Université McGill pour l'Université de Montréal il n'y a pas très longtemps, ce qui m'a obligée à déménager. Je suis partie du West-Island pour la couronne nord, où ma famille et moi ne connaissions personne. Les enfants débarquant dans une nouvelle école, j'anticipais les maux de ventre, les troubles du sommeil, les pertes de contrôle. Donc, chaque jour où j'allais chercher les petits à l'école, pendant environ un mois, je leur disais : « On court jusqu'à la maison ! »

Et vos enfants vous écoutaient ?

Eh bien, les petits bonjours, ils ne m'obstinaient jamais et ils couraient jusqu'à la maison. Et à un moment donné, ils m'ont dit : « Bien là, maman, ça va ! On n'a plus besoin de courir. » Ils avaient donc fait sortir l'énergie liée à ce stress. En revanche, si je les avais emmenés à l'école tous les jours en auto et s'ils s'étaient avachis devant l'ordinateur en rentrant, eh bien, cette énergie se serait logée directement dans leur cerveau !

Quelle leçon tirer de cette anecdote ?

Le drame de bien des enfants, aujourd'hui, est qu'ils ne dépensent plus l'énergie qu'ils ont mobilisée lors de la réponse au stress.

L'importance du mouvement

On appelle cela l'évolution. On a commencé par éliminer l'effort physique de nos vies, grâce à la machinerie, à l'automatisation, à la voiture et à l'ordinateur. Et aujourd'hui, on permet à nos enfants d'emboîter le pas, de passer le plus clair de leur temps assis à l'école, devant un ordinateur, un jeu vidéo, un téléviseur.

Le seul effort exigé est intellectuel, académique. Graduellement, nous avons construit des univers où l'activité physique est pratiquement exclue du quotidien, avec les méfaits que l'on imagine sur notre qualité de vie et notre bien-être. Les plus vieux (et les plus volontaires) peuvent toujours courir au gym pour se délier les jambes, mais les plus jeunes, qui ne saisissent pas toujours l'importance de l'activité physique, restent trop souvent sur le carreau.

Il suffit de se pencher sur les écrits scientifiques, les données statistiques et les constats des spécialistes pour mesurer l'ampleur du problème auquel nous faisons face collectivement. Un problème d'autant plus criant, que les parents semblent complètement ignorer son existence…

Dans le plus récent *Bulletin canadien de l'activité physique*, publié en 2009 par Jeunes en forme Canada, 88 % des parents soutiennent que leurs enfants sont actifs physiquement. Et pourtant, les statistiques démontrent exactement le contraire : 87 % ne répondent pas aux normes minimales d'activité physique recommandées, un taux similaire à celui des jeunes Américains…

La note accordée aux enfants dans ce bulletin : F.

Et les résultats ne sont pas meilleurs dans le détail. Pour le transport actif – marche et vélo –, les enfants obtiennent un D. Pour l'éducation physique à l'école, un C –.

« Malheureusement, en recherchant avant tout le succès académique, nous avons réduit le temps consacré aux activités physiques à l'école en faveur de l'étude sédentaire », déplore le Dr Mark Tremblay, conseiller scientifique en chef de l'organisme Jeunes en forme Canada.

Et où se situent les jeunes Québécois dans ce portrait ? Difficile de répondre avec précision, car les données ne sont pas toujours comparables d'une étude à l'autre. Mais certaines recherches laissent croire que la situation n'a rien de réjouissant au Québec, bien au contraire.

Une analyse menée en juin 2008 par Statistique Canada sur la participation des 5 à 14 ans à des sports organisés révèle en effet qu'en 2005, les provinces des Maritimes affichaient les taux les plus élevés, tandis que la Colombie-Britannique et le Québec affichaient les plus faibles.

Dans le même sens, Bertrand Nolin et Denis Hamel, de l'Institut national de santé publique du Québec (INSPQ), ont comparé la pratique d'activités physiques durant les temps libres des enfants et des adultes, dans *L'Annuaire du Québec 2006.* Conclusion : la « préoccupation corporelle » étant un phénomène plus récent chez les francophones que chez les anglophones, le Québec se situe « légèrement sous la moyenne canadienne »…

Pour se convaincre de l'ampleur du problème, attardons-nous à un exercice conçu au Québec et mondialement utilisé : le « test navette ». Rudimentaire au premier abord, cette analyse permet en quelques minutes de connaître la condition physique d'un marathonien autant que d'une « patate de sofa ».

On fait courir une personne sur une distance de 20 mètres balisée de cônes. Le coureur commence à une vitesse de 8,5 km/h, puis il doit ajouter 0,5 km/h à chaque minute. Lorsqu'il échoue à atteindre les cônes à la vitesse désignée, il a atteint son palier maximal.

On peut ainsi comparer les personnes entre elles, mais aussi les résultats d'une année à l'autre, d'une époque à l'autre.

Résultat : « Les jeunes sont moins en forme que dans les années 80, relate dans *Forum,* le journal de l'Université de Montréal, le professeur au département de kinésiologie Luc Léger. Les étudiants d'aujourd'hui atteignent en moyenne de un à deux paliers de moins que ceux d'hier. »

Autrement dit, l'enfant qui avait 10 ans dans les années 1980 remporterait haut la main une course menée contre un enfant ayant le même âge aujourd'hui. Et ce, autant au Québec qu'ailleurs dans le monde occidental.

Les jeunes d'aujourd'hui ont une capacité aérobie moyenne moindre, un gras corporel plus important, ou souvent les deux, précise Luc Léger. Pourquoi ? Ah, la grande question. Kino-Québec en attribue la faute au manque de popularité de la marche pour aller à l'école, les loisirs inactifs (télé, jeux vidéo, etc.), le contrôle parental qui empêche les enfants de bouger dehors en toute liberté, etc.

Moins le parent s'adonne à des activités, moins son enfant s'y adonnera à son tour. C'est la saucisse Hygrade à l'envers.

«Bien que l'argent et l'accès à des installations sportives adéquates puissent être des facteurs favorisant la participation active des enfants à des sports, l'apathie des parents pourrait être la principale pierre d'achoppement à cet égard», confirme d'ailleurs Statistique Canada dans *L'activité sportive chez les enfants*.

«Comme on peut s'y attendre, ajoute-t-on, les enfants de parents qui n'ont aucun intérêt pour les sports présentent des taux de participation sportive plus faibles.»

Pourquoi les jeunes bougent-ils moins?

Les jeunes Québécois bougent de moins en moins, une situation que l'on peut imputer, selon Kino-Québec, à plusieurs facteurs:

- De moins en moins de jeunes Québécois se rendent à l'école à pied;

- Plusieurs loisirs inactifs, tels les jeux électroniques, le cinéma maison, l'utilisation d'un ordinateur et l'écoute de canaux spécialisés de télévision sont en vogue;

- À l'école, le temps consacré à l'éducation physique et à l'apprentissage d'habiletés motrices est en déclin;

- Les parents semblent peu enclins à envoyer jouer leurs enfants seuls dans des parcs;

- Les centres commerciaux sont construits en supposant que les gens s'y rendront en voiture, et les nouveaux quartiers résidentiels sont éloignés des centres de services, si bien qu'il est difficile de s'y rendre à pied ou à bicyclette;

- Le trafic routier dans les grands centres urbains est de plus en plus dense, ce qui rend périlleuse l'utilisation de la bicyclette pour la randonnée, pour faire de l'exercice physique ou pour se rendre à l'école.

Source: L'activité physique, déterminant de la santé des jeunes, *avis du comité scientifique de Kino-Québec, 2000.*

Plus de sports organisés ? Pas sûr...

Le jeu libre et l'activité physique sont loin d'être «full cool», par les temps qui courent. Les statistiques montrent donc que les jeunes sont plus sédentaires, apathiques. Mais peut-être auraient-ils transféré leur énergie ailleurs? Peut-être sont-ils tout simplement plus friands d'activités sportives organisées, comme le soccer, le hockey, le ski?

C'est ce que m'ont d'ailleurs affirmé plusieurs personnes avec qui j'ai discuté du problème. En cette époque où chaque minute compte, m'ont-ils dit, où les enfants sont souvent trimballés d'une activité à l'autre, où la performance et la réussite sont les maîtres mots, les activités structurées gagnent en popularité, ce qui assure aux enfants un nombre d'heures minimum de sport.

Erreur. Deux fois plutôt qu'une.

D'abord, contrairement aux États-Unis, la tendance vers une pratique plus soutenue de sports organisés ne se vérifie pas auprès des jeunes Canadiens âgés de 5 à 14 ans. Si l'on se fie aux données de l'Enquête sociale générale de Statistique Canada, pour la période allant de 1992 à 2005, on constate en effet une diminution marquée du temps passé à jouer au hockey, au baseball, au basketball, au golf, au soccer et à s'adonner à la natation de compétition.

Si la participation des filles à des activités sportives a légèrement fléchi pendant cette période, passant de 49 % à 45 %, celle des garçons a connu une baisse plus importante encore, passant de 66 % en 1992 à 56 % en 2005.

«Non seulement les garçons sont moins enclins qu'avant à participer régulièrement à des sports, mais ceux qui font de la compétition participent à un moins grand nombre de sports qu'ils ne le faisaient en 1992», relate Warren Clark de Statistique Canada.

Ensuite, contrairement à ce que l'on pourrait penser, les enfants participant à une activité organisée se donnent beaucoup moins physiquement que pendant leurs séances de jeu et de sports libres.

Sceptique? Ma belle-fille l'était aussi lorsque je lui ai fait part de ce problème inhérent au cours d'éducation physique obligatoire dans les écoles. Elle avait l'impression de bouger tout au long de la période, cours après cours, année après année. Beaucoup plus, en tout cas, que pendant ses séances d'activités libres.

Peut-être est-ce vrai dans son cas, mais rappelez-vous vos cours de gym. Vous vous pressiez de vous changer. Vous vous rendiez avec vos camarades de classe dans le gymnase. Vous vous assoyiez à la demande du prof. Vous écoutiez les consignes, le détail d'un saut en hauteur réussi, par exemple. Puis vous vous mettiez en ligne et vous attendiez votre tour.

Résultat : vous ne bougiez qu'une fraction du temps alloué à l'activité « physique ».

Les études le confirment. Que ce soit celle menée auprès d'enfants de troisième année publiée dans le *Research Quarterly for Exercise and Sport*, auprès d'adolescents publiée dans le *Pediatric Exercise Science*, ou encore auprès d'enfants de niveau primaire publiée dans le *Preventive Medicine*, elles pointent toutes dans la même direction.

« Les élèves ne sont généralement actifs que pendant le quart environ de leur période d'éducation physique », résume le comité scientifique de Kino-Québec.

Les professeurs d'éducation physique du Québec reconnaissent d'ailleurs que les enfants ne bougent pas pendant toute la durée du cours, loin s'en faut. Mais ils estiment tout de même que le cœur et les muscles sont sollicités pendant au moins les deux tiers de la période, révèle un sondage mené au printemps 2000.

Mais que ce soit 25 % ou 71 %, peu importe. Ce qu'il faut retenir ici, c'est qu'un enfant bouge moins durant une activité structurée que lorsqu'il est laissé à lui-même, qu'il s'active en toute liberté.

Cela tend à confirmer des études menées en Angleterre par le Centre for Transport Studies, de la University College of London, dans le but de mieux comprendre l'impact du jeu et de la marche dans la vie des enfants. De passage à Montréal à la fin de 2009, le responsable de l'équipe de chercheurs, Roger L. Mackett, a expliqué comment les activités libres apportaient plus de bénéfices que les activités structurées.

« Il y a eu en Grande-Bretagne, avec le temps, un transfert du jeu libre vers les activités organisées, explique-t-il. Or, nous avons constaté que les enfants brûlent plus de calories par minute dans le jeu que dans les activités physiques structurées. »

La dépense d'énergie est donc moindre, mais cela n'est pas le seul problème des sports organisés. Il y a aussi le *timing*…

Un enfant ayant un trop-plein d'énergie va, tout naturellement, l'évacuer dans le jeu, au moment où il en ressent le besoin. Cela lui permet d'éliminer, par le fait même, le stress de sa journée.

« Certains parents inscrivent leurs enfants à une activité organisée, puis ils se disent *chic and swell*, c'est réglé. Il a du soccer le jeudi soir, il va dépenser son énergie là, raconte Sonia Lupien, directrice du Centre d'étude sur le stress humain de l'Hôpital Louis-H. Lafontaine. Or, l'enfant a besoin de se dépenser plus souvent, pas juste à un moment précis dans la semaine. En fait, il a besoin d'évacuer le trop-plein d'énergie tous les jours. »

Le parent doit donc s'assurer qu'une certaine quantité d'activités, libres ou organisées, soient pratiquées par son enfant. Mais il doit aussi s'assurer de la *qualité* du temps alloué à l'activité.

En effet, on oublie trop souvent que l'activité sportive structurée vise un objectif, contrairement au jeu libre. Il y a là une performance à accomplir, un niveau à dépasser, un but à atteindre.

Or, l'enfant préoccupé par la performance – imposée, demandée ou attendue – n'évacuera pas son stress de la même manière, il ne s'amusera pas avec autant de joie et de débordement. En outre, il n'aura d'autre choix que de suivre des règles décidées d'avance, ce qui élimine tout imprévu lui apprenant à composer avec des situations inattendues.

« La perspective de la joie et du plaisir par l'entremise du jeu et de l'activité est souvent pervertie par des objectifs d'apprentissage, relate Chantale Proulx, spécialiste de la psychologie de l'enfant à l'Université de Sherbrooke. Les activités ludiques de nos enfants sont détournées de leur objectif principal qui serait de s'amuser, de créer sa vie et de se dépasser ! »

Les experts recommandent...

Il est recommandé qu'un enfant pratique des activités physiques d'intensité moyenne ou élevée :

- au moins 60 minutes par jour, avec des exercices de renforcement musculaire deux jours par semaine, selon le Health Education Authority du Royaume-Uni ;

- au moins 20 minutes par jour, au moins 3 jours par semaine, selon Kino-Québec, qui réserve les exercices de renforcement musculaire aux adolescents ;

- au moins 90 minutes par jour, selon l'Institut canadien de la recherche sur la condition physique ;

- au moins 90 minutes par jour, avec une limite de 90 minutes d'activités sédentaires par jour, selon Santé Canada et la Société canadienne de physiologie de l'exercice ;

- au moins 60 minutes par jour, selon le U.S. Department of Health and Human Services, qui va jusqu'à spécifier quel type d'activités physiques devrait être pratiqué et à quelle fréquence ;

- au moins 60 minutes par jour, avec une variété d'activités, selon l'Organisation mondiale de la Santé.

Bibliographie

Balmford, A.; Clegg, L.; Coulson, T. et Taylor, J, «Why Conservationists Should Heed Pokémon», *Science*, Vol. 295, n° 5564, p. 2367, 2002.

Berryman, Tom, *L'éducation relative à l'environnement en milieu naturel*, Dossier produit par l'Association québécoise pour la promotion de l'éducation relative à l'environnement, 2004.

Bettelheim, Bruno, *Pour être des parents acceptables*, Paris, éditions Robert Laffont, 1988.

Bulletin canadien de l'activité physique, Jeunes en forme Canada, 2009.

Carson, Rachel, *The Sense of Wonder*, Harper & Row Publishers, 1956.

Chicoine, Jean-François et Collard, Nathalie, *Le bébé et l'eau du bain*, Montréal, Éditions Québec Amérique, 2006.

Clark, Warren, «L'activité sportive chez les enfants», *Tendances sociales canadiennes*, Statistique Canada, 3 juin 2008.

Clements, Rhonda, *An Investigation of the Status of Outdoor Play*, Contemporary Issues in Early Childhood, Vol. 5, n° 1, 2004.

Faber Taylor, Andrea et al. «Views of nature and self-discipline: evidence from inner city children», *Journal of Environmental Psychology*, 2001.

Faber Taylor, Andrea et Kuo, Frances E., «Children With Attention Deficits Concentrate Better After Walk in the Park», *Journal of Attention Disorders*, Vol. 12, n° 5, p. 402-409, 2009.

Ferland, Francine, *Et si on jouait? Le jeu chez l'enfant de la naissance à six ans*, Collection de l'Hôpital Sainte-Justine pour les parents, 2002.

Gardner, Howard, *Frames of Mind: the Theory of Multiple Intelligence,* New York, Basic Books, 1983.

Gardner, Howard, *Intelligence Reframed,* New York, Basic Books, 1999.

Ginsburg, Kenneth R., *The Importance of Play in Promoting Healthy Child Development and Maintaining Strong Parent-Child Bond, Guidance for the Clinician in Rendering Pediatric Care,* American Academy of Pediatrics, 2007.

Hofferth, S.L. et Curtin, S.C., *Changes in Children's Time,* 1997-2002/3: Édition mise à jour, 2006.

Hofferth, S.L. et Sandberg, J.-F., « Changes in American Children's Time, 1981-1997 », in Hofferth, S.L. et Owens, T.J., *Children at the Millennium: Where Have We Come From, Where Are We Going?,* New York JAI, p. 1-7, 2001.

« Laissez-les libres! », entrevue avec Sergio Pellis, *Québec Science,* p. 16, septembre 2009.

Linn, Susan, *The Case For Make-Believe: Saving Play in a Commercialized World,* The New Press, 2009.

Mackett, Roger L. et Paskins, James, « Children's Physical Activity: The Contribution of Playing and Walking », *Children & Society,* Vol. 22, n⁰ 5, p. 345-357, 2008.

McKenzie, T. L.; Feldman, H.; Woods, S. E.; Romero, K.A.; Dahlstrom, V.; Stone, E.J.; Strikmiller, P.K.; Williston J.M. et Harsha, D.W., « Children's activity levels and lesson context during third-grade physical education ». Research Quarterly for Exercise and Sport, Vol. 66, n⁰ 3, p. 184-193, 1995.

McKibben, Bill, *The End of Nature,* Random House, 1989 (édition de 2006).

National Geographic Society, Secrétariat de la Convention sur la diversité biologique des Nations Unies et Airbus, *The Green Wave Programme: Research results,* Summary Sheet, 2009.

Nolin, Bertrand et Hamel, Denis, « Les Québécois bougent plus mais pas encore assez », in: Venne, M. et Robitaille, A. (sous la direction de), *l'Annuaire du Québec 2006,* Montréal, Fides, p. 296-311, 2005.

Pirsig, Robert M., *Traité du zen et de l'entretien des motocyclettes,* éd. Points, 1998.

Proulx, Chantale, *Un monde sans enfance,* Productions G.G.C. ltée, 2009.

Sallis, J.F. et Patrick, K., « Physical activity guidelines for adolescents: Consensus statement. », in Sallis, J.F. (éditeur), *Physical Activity Guidelines for Adolescents.* Pediatric Exercise Science, Vol. 6, n⁰ 4, p. 302-314, 1994.

Sauvé, Mathieu-Robert, « Les étudiants sont de moins en moins en forme! », *Forum,* 1ᵉʳ octobre 2007.

Simons-Morton, B.G.; Taylor, W.C.; Snider, S.A.; Huang, I.W. et Fulton, J.E., « Observed levels of elementary and middle school children's physical activity during physical education classes », *Preventive Medicine* 23, p. 437-441, 1994.

Thibault, Guy, *L'activité physique, déterminant de la santé des jeunes* (avis du comité scientifique de Kino-Québec), 2000.

« Un Québec fou de ses enfants », rapport du Groupe de travail pour les jeunes, gouvernement du Québec, ministère de la Santé et des Services sociaux, 1991.

Vandewater, E. A.; Bickham, D. S. et Lee, J. H., *Time well spent? Relating television use to children's free time activities.* Pediatrics, Vol. 117, n° 2, p. e181-e190, 2006.

Watt, Mélanie, *Frisson l'écureuil se fait un ami*, Éditions Scholastic, 2007.

Wells, Nancy, « At Home with Nature, Effects of «Greenness» on Children's Cognitive Functioning », *Environment and Behavior*, Vol. 32, n° 6, p. 775-795, 2000.

Wilson, Edward O., *Biophilia*, President and Fellows of Harvard College, 1984.

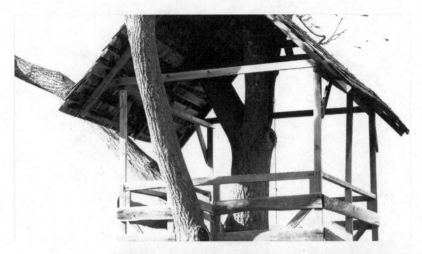

DES PARENTS HYPER PERFORMANTS...

Transportant leur progéniture
Dans un landau dans la voiture
Leur temps est désormais compté
Ils sont chanceux et occupés.

Jean Leloup
La fin du monde est à 7 heures

« Dur, dur d'être un enfant », chanterait aujourd'hui Jordy, le bébé chantant.

Après les enfants de la Révolution tranquille, les enfants de la dénatalité et les enfants de la prospérité, voici venue l'ère des enfants de l'«hyperparentalité». Couvés à l'excès, leur emploi du temps organisé jusque dans les moindres détails, les enfants d'aujourd'hui sont autant de «projets de vie» préfabriqués pour parents pressés. Ils sont définis avant même d'être rêvés, vécus et expérimentés.

En témoignent non seulement les nombreux livres traitant du phénomène, mais surtout la popularité des livres le dénonçant. Véritables succès de librairies, les *Mères au bord de la crise de nerfs, (Z) imparfaites* et autres *Chroniques d'une mère indigne* confirment que les parents québécois échappant à la tendance sont bien rares… «Avec les mutations démographiques, sociales et culturelles, l'enfant est devenu un bien précieux, désiré en même temps que porteur de grandes espérances pour sa famille… Parfois lourdes à porter, trop lourdes peut-être», lançait récemment, tel un avertissement, la revue *Sciences humaines*.

Ainsi sont nés la «parentalité» et l'«hyperparentalité», deux néologismes qui se confondent bien souvent en cette époque fébrile et agitée. Une époque où l'enfant, jadis aide-cultivateur et bâton de vieillesse, est devenu un élément essentiel au bonheur, à l'épanouissement, à la réussite des parents, avec ce que cela comporte de pressions et de performances attendues. L'essayiste Carl Honoré appelle cela «l'enfant-trophée», l'historien et philosophe Marcel Gauchet, l'«enfant du désir».

«L'enfant du désir, c'est l'enfant de la famille privée, intimisée, désinstitutionnalisée, informelle, qui n'a d'autre raison d'être que l'épanouissement affectif de ses membres, écrit Gauchet dans la revue *Débat*, dont il est le rédacteur en chef. On fait un enfant non pour la société, pour la perpétuation de l'existence collective, mais pour soi et pour lui-même.» Tel un néolibéralisme des ego, le social n'a qu'à s'ajuster à l'individuel.

Fruit du désir singulier de ses parents, l'enfant devient par le fait même un individu on ne peut plus unique, que l'on doit à la fois stimuler et protéger des dangers extérieurs, des influences négatives. Car chaque garçon, chaque fille est désormais un génie en devenir, un athlète en incubation, un musicien dont le talent ne demande qu'à éclore. «Le moindre gazouillis, la moindre risette, la plus anodine des berceuses activent ses réseaux nerveux et préparent le terrain de ce qui pourrait plus tard se traduire par une passion pour l'art, un don pour le football ou une aptitude particulière à la convivialité», a déjà ironisé la revue *Newsweek*.

Mais une telle pression déposée sur les épaules d'un être haut comme trois pommes ne risque-t-elle pas d'avoir des effets délétères? Ne risque-t-elle pas de lui faire perdre toute autonomie, toute envie du risque et de l'expérimentation? Bref, ne risque-t-elle pas d'enfermer encore un peu plus l'enfant entre quatre murs, là où il peut être à la fois protégé et stimulé?

Le parent est roi

École de mon fils. Première réunion avec la professeure. Les parents sont assis sur des chaises de nains. Ils écoutent les détails d'une journée type à la maternelle. Puis un père lève la main.

« Moi, mon enfant compte déjà jusqu'à 100, lance-t-il. J'aimerais savoir si vous allez l'aider à aller plus loin, ou si vous allez plutôt le freiner… »

Voilà résumé le règne du « moi, mon enfant », qui se traduit par une augmentation des parents prompts à exiger que la société se plie aux diktats de leur marmot, plutôt que l'inverse. La tendance est en effet aux parents omniprésents, prêts à mener les combats à la place de leurs petits anges, à les stimuler toujours un peu plus, à se mêler de leur éducation comme s'ils étaient eux-mêmes sur les bancs d'école.

Et il n'y a là visiblement rien d'exceptionnel, si l'on se fie à un intéressant dossier rédigé en 2007 par la journaliste Marie-Andrée Chouinard du *Devoir*. Les professionnels de l'enseignement, qui n'ont, hélas, plus droit à l'estime d'antan, en voient en effet de toutes les couleurs. Parent qui ramène son marmot en retard après le dîner, avec un billet demandant clémence parce que la préparation du risotto a pris plus de temps que prévu. Père qui cueille son enfant avant la fin des classes, le vendredi après-midi, pour éviter les bouchons de circulation vers le chalet. Mère excusant sa fille d'avoir qualifié la directrice de « maudite folle » : « Si ma fille vous a dit ça, c'est qu'elle devait avoir une bonne raison. »

« La famille est devenue un foyer de contestation des règles du fonctionnement de la vie sociale dont le point d'application électif est l'école, estime le philosophe Marcel Gauchet. Le reproche interminable, indéfini, inépuisable, auquel il n'y a pas de réponse, des parents contemporains à l'égard de l'école est que, en tant qu'institution, elle méconnaît, elle ignore, elle refoule, elle piétine la reconnaissance due à la singularité de leurs rejetons. »

Individualistes à l'excès, les « parents-rois » confondent manifestement leur propre ego avec celui de leur enfant. Ils ne font plus confiance à l'école, à leur entourage, aux voisins ou à la famille élargie pour inculquer aux petits le b.a.-ba de la vie en société. Car l'enfant ne sera jamais aussi bien stimulé qu'avec ses parents qui le connaissent dans les moindres détails et surtout, qui reconnaissent, *eux*, son talent et sa singularité. Il n'y a que les « experts » chèrement payés qui trouvent à l'occasion grâce à leurs yeux. Et à condition qu'ils disent comme eux.

«Où est passé le plaisir de l'enfance d'être spontanément et continuellement, ou presque, en compagnie de ses amis, à s'inventer des jeux, à jouer dehors, à être en bande?» s'interrogeaient avec justesse deux mères, Alexandra Samson et Anne-Marie Gremeaux, dans une lettre publiée récemment dans *La Presse*. «Nous avons oublié l'essentiel de l'enfance: les amis et la liberté, observaient-elles. Un enfant est un être sans limite qui ne s'en fait pas avec la vie. Nous, les parents, leur apprenons à perdre cette qualité qu'est la spontanéité en leur apprenant à tout planifier et organiser.»

Certains appellent cela l'«hyperparentalité», d'autres, de façon plus imagée, qualifient ces mères et pères qui vrombissent constamment à proximité de leur enfant des «parents-hélicoptères»…

Comment on dit, déjà?

Employés habituellement de façon péjorative, les noms utilisés pour qualifier les parents surprotecteurs d'aujourd'hui sont nombreux… Parfois ils sont ironiques, d'autres fois ils sont caustiques, plus souvent sympathiques. En voici un échantillon:

- Hyperparents
- Parents-hélicoptères
- Parents-curling
- Parents-tondeuses
- Mères-éducation
- Alpha-parents
- Parents-rois

Home alone

Son fils de 9 ans le réclamait depuis longtemps. Un certain dimanche matin du mois de mars 2008, Lenore Skenazy décide donc de le prendre au mot et de lui permettre d'emprunter seul le métro de New York. Mais elle ne le lui dit pas tout de suite. Après avoir passé la journée au centre-ville, elle lunche avec lui chez McDonald's avant de se rendre chez Bloomingdale's. Puis, au beau milieu du magasin, entre deux rangées de sacs à main, elle s'exclame : « Ça y est, c'est maintenant ! »

« Il savait très bien de quoi je parlais, raconte-t-elle, plus d'un an après les événements. Je lui ai alors remis un plan du métro, des tickets, un 20 $ et une poignée de 25 cents. Puis je lui ai dit "*Goodbye!* On se rejoint à la maison." »

S'agit-il d'une autre histoire d'enfant qui sera kidnappé ?

Pas du tout.

Quelques minutes en métro, une petite marche, un trajet en autobus, puis, en moins d'une heure, le jeune Izzy était de retour à la maison. Tranche de vie sans histoire, cette anecdote a suscité au sud de la frontière une réaction « tsunamiesque » après que Lenore Skenazy eut relaté ces faits dans une chronique du défunt *New York Sun*. La journaliste fut non seulement invitée au *Tonight Show*, à Fox, à MSNBC ainsi qu'à la radio nationale, elle a aussi été vilipendée par les animateurs pour sa négligence, traînée dans la boue dans les tribunes téléphoniques pour son imprudence et même qualifiée d'« America's Worst Mom », un surnom qui lui colle encore à la peau aujourd'hui...

« Les parents craignent que leur petit de 8 ans fasse le tour du bloc en vélo, se désole-t-elle. Ils ont peur de laisser leur enfant de 9 ans marcher seul jusqu'au troisième voisin pour lui demander de jouer. Ils sont inquiets de les laisser jouer seuls dans la rue ou au parc. Je m'interroge : sommes-nous devenus fous ? »

La question se pose aux États-Unis et elle se pose en Angleterre, où un sondage mené par la Children's Society montre l'immense écart qui existe entre la liberté dont jouissaient les jeunes autrefois et celle, fort limitée, qui constitue aujourd'hui leur quotidien. Dans une proportion de 43 %, les répondants ont indiqué que les enfants ne devaient pas sortir avec leurs amis, sans supervision parentale, avant d'avoir 14 ans. Même que 22 % des plus de 60 ans montaient la barre à 16 ans. Une majorité reconnaissait néanmoins qu'à leur époque, ce privilège était accordé aux enfants d'à peine 10 ans...

La même chose s'observe au Québec. Vous n'avez qu'à poser la question autour de vous pour vous en convaincre. Tout le monde a sa petite histoire. Personnellement, dès l'âge de 9 ans, j'empruntais quotidiennement l'autobus de la CTCUM (!) pour franchir seul la dizaine de kilomètres séparant Notre-Dame-de-Grâce de Ville Saint-Pierre, qui n'était pas tout à fait un endroit recommandable pour un enfant de mon âge à l'époque. Ma femme se rappelle avoir fait des courses pour sa mère, au dépanneur, dès l'âge de 5 ans! Le président de la Société de transport de Montréal, Michel Labrecque, me racontait qu'à 8 ans, ses parents lui permettaient déjà d'aller à Expo 67 seul avec sa sœur. «On imagine mal ça, avec les parents d'aujourd'hui», laisse-t-il tomber.

La génération d'enfants d'aujourd'hui, «la plus supervisée dans toute l'histoire de l'humanité», affirme l'auteur David Brooks, doit en effet grandir sous le regard de parents très contrôlants, d'autant plus qu'ils sont maintenant deux à surveiller leurs rejetons. Deux parents à qui la société envoie le message que la compétence va de pair avec le contrôle, avec l'élimination des obstacles dans la vie des enfants.

«Trop de risques et vous placez l'enfant en situation de danger. Trop peu de risques et vous échouez à lui fournir les outils nécessaires au développement psychologique», note cependant Michael Ungar, professeur en travail social de l'Université Dalhousie de Halifax, dans *Too Safe for Their Own Good*.

C'est ainsi que l'indépendance des enfants n'a cessé de diminuer depuis 30 ans. Une étude comparant les habitudes des jeunes Britanniques de 7 à 11 ans, d'hier à aujourd'hui, révèle que 66 % pouvaient utiliser leur vélo dans la rue en 1971, mais qu'ils étaient à peine 25 % à pouvoir faire la même chose en 1990. Fait intéressant, on précise également, dans cette enquête menée par le Dr Mayer Hillman, que les permissions accordées à un enfant de 7 ans en 1971 équivalaient 20 ans plus tard à celles d'un enfant de 9 ans et demi.

On est passé en une génération de la «prévention» à la «précaution»: alors qu'on disait jadis «sois prudent» à un enfant qui montait dans les arbres, on lui dit aujourd'hui «ne fais pas ça». On voit un indice de cette tendance dans l'importance qu'a pris le fameux «principe de précaution». Cette clause de droit enchâssée dans la Convention de Rio, en 1992, permet aujourd'hui à quiconque de bloquer des projets ou des produits au nom de la collectivité, afin d'éliminer tout risque potentiel, fût-il infinitésimal.

La société exige aujourd'hui le risque zéro, même s'il n'existera jamais. Risque zéro pour les maladies (rappelez-vous la grippe A H1N1), risque zéro pour les bobos, risque zéro pour les difficultés de la vie au quotidien, etc. Les parents éliminent ainsi tout écueil, toute épreuve, tout obstacle qui pourrait nuire à l'enfant « papier-bulle ».

Ajoutons à cela les écoles, qui elles aussi se mettent de la partie pour éviter également aux enfants tout désagrément. Prenons l'exemple de cette école de la Rive-Sud qui interdit aux élèves de se promener avec leur sac à dos dans les escaliers, afin d'éviter qu'ils s'accrochent et se fassent mal ! Ou encore cette école de Sainte-Anne-de-Bellevue qui, en octobre 2009, a interdit aux enfants de se déguiser pour l'Halloween, parce qu'au cours des années précédentes, selon la directrice, « plusieurs enfants n'avaient pas de déguisement ou avaient des déguisements moins élaborés que d'autres, ce qui leur créait quelques déceptions » !

Exit l'apprentissage par essais et erreurs, les échecs pourtant essentiels au devenir, le développement de la persévérance, les traumatismes qui façonnent le caractère, etc.

Or, il est clair que plus on prend le contrôle en tant que parents, moins les enfants en ont… « En éliminant toute imprévisibilité dans la vie des enfants, en ajoutant des *post-it* de toutes les couleurs sur les murs, vous retirez aux enfants l'impression qu'ils ont un contrôle sur leur vie, confirme Sonia Lupien, directrice du Centre d'étude sur le stress humain. Vous pensez peut-être bien faire, mais il faut savoir que vous induisez ainsi une réponse de stress chez les enfants, tout en les empêchant de développer une résistance à ce même stress. »

La « plus » pire mère

Entrevue avec Lenore Skenazy, journaliste américaine, auteure de Free-Range Kids *et, incidemment, « pire mère de toute l'Amérique »…*

Lorsque vous avez raconté que vous aviez laissé votre garçon de 9 ans seul dans le métro, vous avez été surprise de la réaction ?

Certainement. Je n'ai quand même pas donné à mon fils une lampe de poche en l'abandonnant à 3 h du matin dans un quartier malfamé ! D'ailleurs, après avoir laissé mon fils rentrer à la maison seul, je n'ai pas écrit de texte sur la chose, car je ne réalisais pas l'importance de mon geste. C'est la réaction des mères à qui j'en ai parlé par la suite qui m'a incitée à en faire une chronique.

Comment expliquer une telle réaction ?

Cela vient du contrôle incroyable que les parents imposent à leurs enfants, de crainte qu'ils disparaissent, qu'ils soient kidnappés, violés, tués ou je ne sais trop. Les parents ont peur de tout, parce qu'ils ne sont plus capables de relativiser, de remettre les choses dans leur contexte, de faire la différence entre leurs peurs irrationnelles et la réalité.

Que voulez-vous dire ?

Les gens me demandent continuellement comment je peux prétendre qu'il y a moins d'enlèvements et de viols aujourd'hui, alors qu'on en entend parler tous les jours. Mais c'est faux ! On entend simplement parler tous les jours du *même* enlèvement, ce qui donne l'impression qu'il y en a chaque jour de nouveaux. Or, baser son contrôle parental sur un événement exceptionnel, c'est comme décider d'arrêter de conduire parce qu'un poulet congelé tombe sur son pare-brise, comme c'est arrivé à une vieille dame à New York, après qu'un punk l'eut balancé du haut d'un viaduc, il y a deux ans !

Vous vous demandez si les parents d'aujourd'hui sont fous…

Disons que nous vivons dans une époque très étrange où les parents traitent leurs enfants comme des invalides afin de jouer leur rôle le mieux possible… Si votre enfant vous demande de faire une balade seul en vélo, vous vous demandez aussitôt s'il ne rencontrera pas de pervers ou un pédophile, s'il ne tombera pas sous la force du vent ou s'il n'attrapera pas un rhume parce qu'il n'est pas assez vêtu. En revanche, on leur donne un trophée chaque fois qu'ils accomplissent une chose insignifiante dans le cadre d'une activité organisée et structurée !

Quelle est la conséquence sur les enfants ?

Dans le but de rendre la vie de nos enfants la moins dangereuse possible, on fait tout à leur place, finalement. Le meilleur exemple est le transport vers l'école, qui se fait maintenant toujours en automobile. Or, en transportant quotidiennement l'enfant de l'entrée de garage à la porte de l'école, on lui laisse entendre que le monde qui l'entoure est aussi dangereux que le Soudan, qu'il n'est pas digne de la confiance des parents pour s'aventurer à l'extérieur. Bref, sans le leur dire explicitement, on leur transmet tout de même un troublant message : « Tu ne peux pas t'aventurer seul dehors, non seulement parce que tu m'es précieux, mais aussi parce que tu es incompétent, que nos voisins sont peut-être des criminels et qu'il ne faut jamais faire confiance à qui que ce soit… »

Vie de fou

Chez nous, il est interdit de répondre au téléphone lorsque nous sommes tous assis pour souper. La règle va de soi. Et pourtant, elle rend les enfants complètement dingues ! Ils n'en reviennent tout simplement pas qu'une sonnerie puisse retentir dans le vide, avec notre complicité ! Que nous soyons des parents aussi volontairement débranchés !

Leur réaction, aussi curieuse soit-elle, n'a rien de surprenant. Le souper est devenu l'unique moment de la journée où parents et enfants s'affranchissent des moyens de communication qui les entourent, des cellulaires aux courriels, en passant par le *chat*, Facebook, Twitter et autres textos.

La règle n'est malheureusement pas en vogue partout : les interruptions répétitives sont en effet devenues la norme, le travail se poursuit maintenant à la maison et les activités parascolaires occupent le reste du temps « libre ». Pas de place pour la conversation, pas de retour sur les meilleurs coups de la journée, aucun échange sur ce qui se passe dans le monde.

« Au début du xxᵉ siècle, l'argent était sans doute la denrée la plus rare, souligne Cara Williams, analyste des enquêtes sur le travail et les ménages à Statistique Canada. Mais depuis cette époque, c'est le temps qui est devenu la ressource la plus rare. » Presque tous les indicateurs de temps libre sont à la baisse, confirmait en effet le directeur général du Conseil de développement de la recherche sur la famille du Québec, Gilles Pronovost, lors d'un symposium de recherche sur le thème

« La famille à l'horizon 2020 », qui s'est tenu à l'Université du Québec à Trois-Rivières en 2007.

Une des principales raisons est certainement le fait que les mères travaillent beaucoup plus qu'avant, beaucoup plus qu'il y a dix ans même (trois heures de plus par semaine). Mais les pères aussi travaillent plus (sur la même période, ils en travaillent six de plus). Les femmes frôlent les 40 heures par semaine et les hommes, les 50 heures. Une étude de l'Institut de la statistique du Québec dévoilée en décembre 2009 révèle qu'en un peu plus de 30 ans, de 1976 à 2008, le pourcentage de Québécoises âgées de 25 à 44 ans, actives sur le marché de l'emploi et mères d'au moins un enfant de 12 ans ou moins, a doublé, passant de 36 à 81 %. Ce phénomène, observable ailleurs dans le monde, est encore plus prononcé au Québec.

« Les gains en temps libre des femmes ont été rayés d'un seul trait, observe Gilles Pronovost. C'est un retour d'une vingtaine d'années en arrière. Pour les pères, on peut parler d'un recul d'une trentaine d'années. »

Quelqu'un, quelque part, doit en pâtir. Mais qui ? Les parents certes, mais aussi et évidemment, les enfants…

D'abord parce qu'ils doivent composer avec des parents pressés et des horaires compressés, autant le leur que celui de leurs géniteurs. Ensuite parce que ces derniers leur accordent de moins en moins de leur temps.

Tout de même ironique en cette ère de mini baby-boom, non ?

« Les travailleurs passent de moins en moins de temps en famille lors des journées de travail, confirme Martin Turcotte, de Statistique Canada. En 1986, 23 % des travailleurs avaient passé 6 heures ou plus en compagnie des membres de leur famille alors que ce n'était le cas que de 14 % des travailleurs en 2005. La proportion de travailleurs ayant passé 1 heure ou moins avec leur famille a quant à elle augmenté, passant de 9 % en 1986 à 14 % en 2005. »

On presse ainsi nos rejetons, leur criant « dépêche-toi ! » pendant le déjeuner, pendant qu'ils s'habillent, en chemin vers l'école, au retour, pendant le souper pour éviter un retard au soccer, puis au moment de prendre le bain et de se brosser les dents. Ouf !

Pour expliquer cette impression si largement partagée de manquer de temps, Statistique Canada montre du doigt le temps croissant accordé au transport vers le bureau, le temps passé à regarder la télévision seul, mais surtout, le temps passé à travailler. Lorsque celui-ci augmente, constate-t-on, c'est le temps passé avec la famille qui écope.

D'un côté on a profité des dix dernières années pour augmenter le temps consacré à son emploi (de 506 à 536 minutes par jour), de l'autre on a réduit celui passé avec les membres de sa famille, et ce, autant du côté des mères (de 248 à 209 minutes par jour) que des pères (de 250 à 205 minutes par jour).

Si au moins le temps passé à suer pour le patron répondait à un désir des travailleurs, les rendait plus heureux ou leur permettait, une fois à la maison, de consacrer du temps d'une plus grande qualité avec leur progéniture…

Mais non, c'est l'inverse !

Les enquêtes d'opinion menées ici comme ailleurs dans le monde occidental font clignoter de multiples lumières rouges. Le temps de travail est à la hausse, le temps en famille est à la baisse… et le bonheur de tout ce beau monde dégringole.

Une étude sur l'effet des contraintes de temps sur les relations parents-enfants, rédigée pour Santé Canada par Jiri Zuzanek de l'Université de Waterloo, montre en effet que la proportion de parents se disant « très satisfaits » de leur vie et qui se sentent « très heureux » a diminué de plus de 18 % entre 1986 et 1998.

Vrai, de nombreux facteurs peuvent expliquer le changement d'humeur des adultes, allant des échecs répétés des Canadiens de Montréal aux soubresauts de l'économie, en passant par les fluctuations du prix de l'essence. Mais si l'on se fie à Statistique Canada, qui constate aussi un déséquilibre entre la vie familiale et la vie professionnelle, les responsables ne se trouvent pas dans les grands titres des journaux. « Les pères et les mères, relate-t-on, s'entendaient pour expliquer leur insatisfaction par le fait qu'ils n'avaient pas assez de temps à consacrer à leur famille, mais également par le fait qu'ils devaient consacrer trop de temps à leur travail. »

Le « je-ne-sais-pas-quoi-faire »

Entrevue avec Francine Ferland, ergothérapeute et professeure émérite à la faculté de médecine de l'Université de Montréal et auteure de nombreux livres, dont Pour parents débordés et en manque d'énergie.

D'où vient la tyrannie du je-ne-sais-pas-quoi-faire ?

C'est en grande partie lié au fait que depuis qu'il est né, l'enfant voit ses parents organiser son temps dans le détail. Et ce, dès qu'il entre à la garderie. Le matin, tout doit se faire vite. Il a au mieux 20 minutes de libres. On s'habille. On s'en va. Puis quand on revient, c'est la même chose. Il peut avoir au mieux une petite demi-heure de libre et n'a donc jamais le temps de s'ennuyer.

Quel est le côté positif d'avoir le temps de s'ennuyer ?

Quand l'enfant s'ennuie, à un moment donné, il va finir par trouver des choses qui le rejoignent, qui l'intéressent. Mais si, au contraire, il n'a pas le temps de s'ennuyer, il ne saura pas comment s'organiser par lui-même.

À quoi doit-on ce manque de temps pour s'ennuyer ?

Au rythme de vie actuel et à la société de performance. Souvent, les deux parents travaillent, ils ont une vie de fou, marquée par une course effrénée, 24 heures par jour. Cela ne donne pas beaucoup de temps pour se poser, pour être disponible pour son enfant. En outre, il y a beaucoup de pression sur les parents et sur les enfants. Tout le monde doit performer d'une façon exemplaire. Les enfants, à qui l'on demande de marcher tôt, de parler tôt, de performer. Et les parents, à qui l'on demande d'élever un enfant comme dans les livres : à tel âge il doit faire ceci, à tel âge il doit se comporter ainsi, etc. Dès que l'enfant dévie un petit peu des normes à la garderie, rapidement les parents vont se faire dire que leur enfant est agressif, qu'il est comme ceci ou comme cela. Les parents sont jugés sur leur performance de parents.

Et cela est doublé d'un manque de confiance des parents modernes, non ?

Oui. Les parents ont aujourd'hui peu d'enfants. Ils ne veulent pas manquer leur coup. Ils sont donc prompts à acheter des livres, à écouter des conférences pour les assister comme parents. Moi, la suggestion que je fais aux parents, c'est de ne pas tout prendre à la lettre, de ne prendre en fait que ce qui leur convient. Ils doivent se demander si cela correspond réellement à leur enfant, s'ils sont d'accord ou non avec ce qu'ils lisent, etc.

L'anxiété des parents

Je suis tout mélangé.

Mon bébé, je le couche sur le dos ? Non, il me semble avoir lu quelque part qu'il pourrait s'étouffer en cas de régurgitation…

Sur le ventre alors ? Non, pas plus, un médecin disait l'autre jour à la télévision que cela peut doubler le risque d'une mort subite du nourrisson.

Ah oui ! Je me souviens avoir lu sur un blogue l'autre jour qu'il fallait coucher le bébé allongé sur le côté, puis le changer de bord au milieu de la nuit pour que sa tête se développe uniformément…

Non ?

Jamais la parentalité n'aura semblé si compliquée. À mesure que l'accès à l'information croît, l'anxiété des parents semble augmenter. Au point même où le premier geste que nous faisons après avoir aperçu une petite ligne bleue sur le test de grossesse n'est pas de sabler le champagne, mais bien d'acheter une bibliothèque complète de livres de conseils… À défaut d'anticiper pleinement l'expérience de la parentalité, nous surinvestissons dans les manières de la pratiquer.

Nous avons en effet complètement rompu avec le credo du bon vieux Dr Spock : « Vous en savez plus que vous ne le pensez. » À la recherche d'une recette infaillible, nous puisons nos sources dans les livres de psycho-pop qui se contredisent bien souvent, les revues à la *Psychologie* qui mettent l'accent sur les débats tranchés entre deux « experts » et les émissions de télé en couleur… qui résument la vie en noir et blanc. «Sachant pertinemment comment attirer notre attention, les médias alimentent notre anxiété afin de nous dire comment, précisément, être de meilleurs parents, soutient le psychiatre américain Alvin Rosenfeld dans son livre *Hyper-Parenting*. On laisse ainsi entendre que non seulement nous en savons très peu, mais qu'en plus, nous allons échouer comme parent si nous ne restons pas à l'écoute de la plus récente information.»

Résultat : une peur permanente. Qui se traduit, comme le soulignent Jean-François Chicoine et Nathalie Collard dans leur ouvrage *Le bébé et l'eau du bain*, par de multiples questions qui reviennent sans cesse comme un cauchemar : Quand faudra-t-il prendre le bébé? Quand faudra-t-il le laisser pleurer pour ne pas le gâter? Comment savoir s'il est normal? VRAIMENT normal?

«Les parents ont peur, on ne le dit pas assez, ajoutent les auteurs. Leur désarroi est encore plus marqué lorsqu'il s'agit d'un premier enfant. La méconnaissance de la nature réelle de l'enfant à naître contribue à créer chez eux de la perplexité ou même des conduites irrationnelles.»

Nous ne pouvons même plus nous rabattre sur notre réseau social et familial, qui a disparu avec les années. Voilà comment nous sommes devenus le public captif par excellence. D'abord, et avec raison, parce que plusieurs d'entre nous nous sentons complètement démunis devant notre bébé, souvent le tout premier dont nous avons à nous occuper… et le dernier. Ensuite parce que nous ne pouvons plus compter sur l'aide de la famille élargie, des amis ou des voisins.

«Avant de devenir eux-mêmes des parents, les individus en savaient assez sur l'éducation pour aborder avec confiance celle de leurs enfants, faisait remarquer le psychanalyste américain Bruno Bettelheim. Avaient-ils besoin de conseils? Ils pouvaient se tourner vers leurs parents, vers une tante, vers le médecin de famille ou le curé, certains de recevoir d'eux l'assistance attendue.»

La bonne vieille sagesse populaire a ainsi été remplacée par la science, par les experts, par les auteurs et les médias. Mais qui a le temps, aujourd'hui, de creuser la recherche, de comparer entre elles les conclusions scientifiques, de connaître suffisamment les « experts » pour éliminer les moins crédibles ?

« Comme parents, on a l'impression que tout bouge très vite, que ce qui était valable il y a 20 ans ne l'est plus aujourd'hui, résume Francine Ferland. Donc on cherche des recettes, souvent dans les livres, les conférences, etc. »

Cela explique la popularité des sites Web consacrés à la santé, des nombreux blogues de mères et surtout, des émissions comme *Super Nanny* et sa consœur québécoise, *D^{re} Nadia, psychologue à domicile.*

On cherche ainsi conseils et réconfort, trucs et apaisement, afin de palier nos déficiences, ou ce qui nous semble en être. On cherche à appliquer des recettes, des façons de faire éprouvées. Or, comment faire la part des choses entre ces gourous qui nous invitent à plus d'implication, de contrôle et de stimulations, et les autres, plus rares, qui nous incitent à plus de retenue avec nos enfants ?

Entre les deux, le cœur et la tête du parent anxieux pencheront assurément vers ceux qui promettent aux enfants un avenir fait de réussites et de performances, non pas de jeux libres et de temps perdu dans la nature.

Quelques titres d'ouvrages publiés ces dernières années

* *Les Psy-trucs pour les enfants*
* *Ces parents que tout enfant est en droit d'avoir*
* *Parents toxiques*
* *Aider son enfant à vaincre sa timidité*
* *Retrouver son rôle de parents*
* *Parents épanouis, enfants épanouis*
* *Pour faire face à la colère de ses enfants*
* *Tout se joue avant 6 ans*
* *Ah ! non, pas une crise…*
* *L'estime de soi des parents*
* *Que désirez-vous vraiment pour vos enfants ?*
* *Enfants, mode d'emploi à l'usage des pères*

La performance à tout prix

« Je m'excuse sincèrement auprès de vous, les enfants. Vous devez être épuisés… »

La chroniqueuse Anna Quindlen s'est fait la porte-parole de bien des parents dans sa « colonne » du 17 mai 2004 de la revue *Newsweek*. Elle s'excusait alors au nom de tous les pères et de toutes les mères qui en ont peut-être un peu trop demandé à leurs enfants, ces dernières décennies, leur imposant une pression immense au quotidien. « Il y a une génération de cela, ajoutait-elle, vos parents militaient pour la paix dans le monde. Curieusement, ils ont élevé des enfants qui demandent plutôt, aujourd'hui, un petit peu de paix dans leur propre vie agitée. »

Pression et performance, deux maîtres mots qui ont bercé l'enfance des dernières générations, et ce, dès les premiers balbutiements (peut-être devrait-on apprendre à bébé le langage des signes ?) jusqu'à l'entrée au cégep (tu dois réussir avec brio ton secondaire 5 si tu veux entrer dans le meilleur collège), en passant par les loisirs (assois-le devant un DVD de Bébé Einstein, ça ne lui fera pas de tort) et les autres activités (c'est une éponge, peut-être devrions-nous lui apprendre tout de suite une troisième langue ?).

On attendait la société des loisirs, c'est plutôt la société de performance qui a frappé à notre porte, avec ce que cela engendre de pressions sur les travailleurs (bonjour les bourreaux de travail !), mais aussi sur les mères, les pères et leurs rejetons.

Ce qui était considéré normal pour un parent il y a quelques décennies n'est plus jugé suffisant. Et les enfants, stimulés et poussés dans le dos, n'ont d'autres choix que de s'adapter. « Les journées des enfants de la classe moyenne sont remplies d'activités programmées qui ne leur laissent guère de temps pour être simplement eux-mêmes, se désolait il y a 20 ans déjà Bruno Bettelheim dans *Pour être des parents acceptables*. Ils sont perpétuellement distraits de la recherche de leur identité, obligés de cultiver leurs talents et leur personnalité de la manière qui a été jugée préférable par les responsables de ces différentes activités. »

La même chose s'observe à la maison. D'un côté, les enfants doivent meubler le peu de temps libre qui leur reste par des activités d'apprentissage ou des loisirs intellectuellement stimulants. Et de l'autre, les parents, par leurs réactions, doivent constamment participer au sacro-saint « renforcement positif », au risque de causer un crime de lèse-psycho-pop.

Rien n'illustre mieux cette tendance que le banal dessin de l'enfant… qui n'est justement plus un banal dessin. Il s'agit d'une œuvre en bonne et due forme qui devra arracher aux parents des « wow » et des « superbe » afin que l'enfant puisse avoir confiance en lui et, ainsi, se dépasser.

J'ai connu une mère qui profitait de ses visites à la Caisse populaire pour jeter les dessins, disons moins réussis, de son enfant. Elle pouvait ainsi, disait-elle, s'en départir « sans traumatiser » son fiston.

« Or, si chacun de tes dessins se retrouve sur le réfrigérateur, tu ne t'amuseras pas de la même manière, tu n'expérimenteras pas autant, tu ne te permettras pas d'erreur », note le pédopsychologue David Anderegg dans la revue *Psychology Today*.

Pour expliquer l'avènement de la société de performance, certains montrent du doigt l'apparition des bébés éprouvette dans les années 1980, d'autres la mondialisation, la montée des écoles privées ou encore la disparition de la sécurité d'emploi.

Mais peu importe d'où elle tire son origine, cette pression à la performance se transmet directement des parents aux enfants. Et ce, pour éviter de commettre le pire péché qu'un parent puisse commettre dans les années 2000 : entraver le développement de sa progéniture.

On multiplie ainsi les cours et autres outils de stimulation, sans jamais se demander s'ils sont nécessaires ou même efficaces.

« À partir de quelles études déclare-t-on d'emblée que les cours spécialisés sont bons pour les enfants ? se demande d'ailleurs la psychologue Chantale Proulx. Qui peut prétendre avec sérieux que les jeux de bébés dans l'eau sont des prérequis pour l'apprentissage de la natation ? Qui peut montrer le bien-fondé de jouer au soccer à l'âge de 4 ans alors qu'on ne peut développer l'esprit d'équipe et comprendre les règles du jeu avant l'âge de 6-7 ans ? »

Qui ? Eh bien ! personne, justement. Car les études vont plutôt dans le sens contraire.

Dans un de ses récents livres, Francine Ferland, professeure d'ergothérapie de l'Université de Montréal, cite justement une étude s'attardant à l'apprentissage de la lecture dès un très jeune âge. Les chercheurs ont comparé deux groupes d'adolescents de 16 ans : le premier composé d'enfants ayant appris à lire à 4 ans, le second à 6 ou 7 ans. Résultat : à l'adolescence, les lecteurs précoces lisaient beaucoup moins que les autres. « Peut-on voir là un effet de saturation ou de désintérêt chez l'enfant qui a commencé très tôt ces apprentissages ? » s'interroge Francine Ferland.

La même question turlupine l'organisation américaine Alliance for Childhood, qui a publié en mars 2009 une vaste étude sur la stimulation des enfants inscrits à la garderie. S'appuyant sur neuf études scientifiques récentes, elle remet en question les bénéfices de la stimulation intensive des enfants. L'Alliance conclut en effet que les gains qu'accumule un enfant de garderie stimulé très tôt s'estompent graduellement jusqu'en 4ᵉ année, où il se retrouve au même niveau que les autres. « Les études réalisées sur de longues périodes, écrivent les auteurs, remettent en question l'idée qu'un apprentissage précoce mène à de meilleurs résultats plus tard. »

Il faut donc distinguer stimulation et surstimulation. La première est essentielle au devenir de l'enfant, encore plus quand l'écosystème parental est déficient, la seconde est carrément toxique. Non seulement risque-t-elle de ne rien apporter à long terme, comme nous venons de le voir, mais elle risque même d'entraîner des effets négatifs : anxiété, agitation, nervosité, fatigue, etc. Des effets, comme par hasard, de plus en plus observés chez les jeunes enfants.

L'équilibre famille-travail ?

- Canadiens qui se qualifient de « bourreaux de travail » : 31 %

- Canadiens qui se sentent pressés d'accomplir plus de choses qu'ils ne le peuvent : 41 %

- Canadiens qui se sentent « pris au piège dans une routine quotidienne » : 43 %

- Canadiens qui s'inquiètent de ne pas pouvoir passer plus de temps avec leur famille et leurs amis : 51 %

- Canadiens qui réduisent leurs heures de sommeil lorsqu'ils manquent de temps : 55 %

- Canadiens qui se sentent « habituellement » pressés par le temps : 77 %

- **Canadiens qui prévoient ralentir la cadence au cours de la prochaine année… 24 %**

Source : Les bourreaux de travail et leur perception du temps, *Leslie-Anne Keown, Tendances sociales canadiennes, Statistique Canada, novembre 2008.*

Bibliographie

Chouinard, Marie-André, « Les parents-rois s'installent à l'école », *Le Devoir*, 17 février 2007.

Estroff Marano, Hara, « A Nation of Wimps », *Psychology Today Magazine*, novembre-décembre 2004.

Gauchet, Marcel, « L'enfant du désir », *L'Esprit du Temps*, Champ Psychosomatique, nº 47, p. 9 à 22, 2007.

Hillman, M.; Adams, J. et Whitelegg, J., *One False Move: A Study of Children's Independent Mobility*, London, Policy Studies Institute, 1990.

Honoré, Carl, *Manifeste pour une enfance heureuse*, Paris, Marabout, 2008.

Institut de la statistique du Québec, *Le marché du travail et les parents*, décembre 2009.

« L'enfant du 21ème siècle », *Sciences humaines*, Grands dossiers, nº 8, septembre-octobre-novembre 2007.

Miller, Edward et Almon, Joan, *Crisis in the Kindergarten*, Alliance for Childhood, mars 2009.

Newsweek dans: Honoré, Carl, *Manifeste pour une enfance heureuse*, Marabout, Paris, p. 45, 2008.

Pronovost, Gilles, « Le temps parental à l'horizon 2020 », *Le Devoir*, 2 novembre 2007.

Quindlen, Anna, « An Apology to the Graduates », *Newsweek*, 17 mai 2004.

Rosenfeld, Alvin et Wise, Nicole, *Hyper-Parenting: Are You Hurting Your Child by Trying Too Hard*, St. Martin's Press, février 2000.

Samson, Alexandra et Gremeaux, Anne-Marie, «Compliqués, les amis!», *La Presse*, 24 août 2009.

Skenazy, Lenore, «Why I Let My 9-Year-Old Ride the Subway Alone», *The Sun*, 1er avril 2008.

Turcotte, Martin, «Le temps passé en famille lors d'une journée de travail typique, 1986 à 2005», *Tendances sociales canadiennes*, Statistique Canada, février 2007.

Ungar, Michael, *Too Safe for Their Own Good, How Risk and Responsibility Help Teens Thrive*, McClelland & Stewart, 2007.

Williams, Clara, «Temps ou argent? Comment les Canadiens à revenu élevé et à faible revenu occupent leur temps», *Tendances sociales canadiennes*, Statistique Canada, été 2002.

Zuzanek, Jiri, *Les effets de l'emploi du temps et des contraintes de temps sur les relations parents-enfants: Rapport de recherche présenté à Santé Canada*, Otium Publications, octobre 2000.

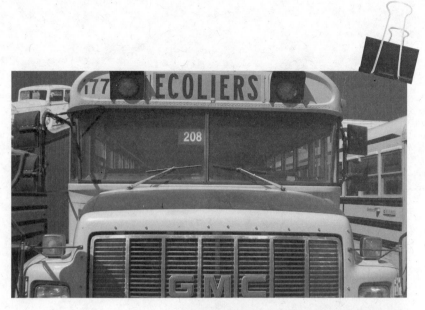

LES INFLUENCES DU DEHORS :
LA TÉLÉ, LES JEUX VIDÉO, L'ÉCOLE

*Je me demande si nous n'avons pas fait fausse route
en condamnant le cerveau de nos enfants
. et de nos jeunes gens
à un régime exclusif de papier noirci.*

Frère Marie-Victorin
*Discours aux membres des
Cercles des jeunes naturalistes*

La chose m'a frappé l'été dernier, en grimpant le magnifique sentier de l'Acropole des Draveurs, dans le parc des Hautes-Gorges-de-la-Rivière-Malbaie. En montant le chemin en lacet qui tranquillement laissait deviner le grandiose paysage qui nous attendait au sommet, non seulement je croisais plus de « vieux » que de « jeunes », mais surtout, ces derniers portaient presque tous des écouteurs aux oreilles.

C'est dire que les rares enfants que l'on réussit à attirer dans la nature, de gré ou de force, sont incapables de s'y connecter complètement. Au contentieux des parents contrôlants, au culte de la performance et aux horaires de fou du XXIe siècle, il faut ajouter les vicissitudes des appareils électroniques de tout acabit qui permettent en effet de se couper encore un peu plus du monde extérieur.

Au banc des accusés, on trouve évidemment la télévision qui, d'une double manière, incite l'enfant à rester entre quatre murs : pour la regarder, bien évidemment, mais aussi par une crainte de l'extérieur alimentée par ses émissions et canaux de nouvelles continues qui dépeignent quotidiennement un monde peu accueillant, un monde dangereux, dont il faut se méfier et se protéger.

Bien des enfants n'ont ainsi accès à l'extérieur que par l'entremise d'un tube cathodique, qui leur renvoie une curieuse image de la nature. Ils en viennent à connaître davantage le panda (en ninja paresseux) et la tortue (en ninja imbattable), que le chevalier cuivré, la mésange et l'ours noir. «Les fameux coureurs des bois ne sont plus aujourd'hui que des téléspectateurs captifs», écrit Dany Laferrière dans *L'énigme du retour*.

À ce propos, le responsable de la programmation du Biodôme, Yves Paris, me racontait avoir entendu une dame demander si les ours marchent sur deux pattes dans la forêt. «Elle s'était fait une image de l'animal en regardant Yogi l'ours à la télé!» s'étonne-t-il.

Voilà où nous en sommes: nous avons à la fois une image idéalisée et sinistre de la faune. On peut ainsi tendre la main pleine de graines aux ratons laveurs et aux écureuils sans en connaître les conséquences possibles, tout en craignant une rarissime attaque d'ours dès que l'on met le pied dans la forêt.

De nombreux parents, d'ailleurs, transmettent leurs peurs de la nature à leurs enfants, souvent à leur insu, comme le fait remarquer la naturaliste Sophie Tessier du Groupe uni des éducateurs-naturalistes et professionnels en environnement (GUEPE). «Malheureusement, j'entends encore trop souvent "Ne touche pas au crapaud, c'est sale" ou "Attention à l'araignée, elle va te piquer". Les peurs sont transmises, les croyances, véhiculées. La population n'ose plus manipuler les couleuvres ou marcher dans la boue. Dans les esprits urbains s'infiltre lentement une surdose d'asepsie», déplore-t-elle dans le webzine *Franc-Vert*.

Un médecin me confiait récemment: «Le nombre de consultations en clinique et aux urgences pour des piqûres de moustiques et des enflures secondaires est effarant pour un peuple traditionnellement forgé aux maringouins.»

Bref, il nous manque, à nous et par le fait même aux enfants, une connaissance de base du monde qui nous entoure, une culture faunique et florale qui nous inciterait à jouer davantage dehors, plutôt qu'à rester encabané.

«Les jeunes n'ont plus accès aux savoirs des groupes comme les cercles de jeunes naturalistes, mais ils ont accès à une offre électronique fantastique, souligne le biologiste Michel Lebœuf, auteur du guide *Famille Nature*. Pour eux, c'est bien plus amusant de jouer à Mario que d'essayer d'attraper des bourdons… » Leur cerveau n'en est pas moins stimulé mais est-il apte, par ailleurs, à s'ajuster, à s'adapter, à s'accommoder aux réalités du monde ?

Et l'école, elle, n'offre-t-elle pas au moins un apprentissage sommaire des éléments de la nature ? Non, car les enfants ne sortent tout simplement plus. Ils n'ont donc presque plus d'occasions d'apprendre sur le terrain, d'observer empiriquement, de toucher et de sentir. Pas plus dans leur cour en béton, d'ailleurs, que lors d'éventuelles classes de neige ou vertes. Bien assis en classe, les élèves reçoivent un apprentissage plutôt désincarné, centré malheureusement sur les menaces théoriques qui pèsent sur l'environnement.

La mode est de dire, de communiquer verbalement. Les approches psychocorporelles sont ainsi relativement peu valorisées. Parler, c'est bien vu, mais construire, toucher, palper, par contre, c'est suspect…

La peur comme carburant

Plus les spécialistes du marketing rivalisent d'originalité pour attirer l'attention des journalistes, plus il est difficile de l'obtenir, justement. Et pourtant, il y a quelques mois, j'avoue avoir été très surpris en apercevant une boîte à lunch aux couleurs d'un film d'action pour enfants, envoyée à *La Presse*.

À l'intérieur : une boîte de mouchoirs et une bouteille de Purell…

Signe des temps, j'imagine. On envoyait jadis des enveloppes brunes aux journalistes, on envoie aujourd'hui le nécessaire pour combattre des pandémies… Bienvenue dans la société du risque où règne une culture de la peur ! Nous avons beau vivre dans la société la plus prospère et la plus en santé de l'histoire, nous avons peur, terriblement peur que le ciel nous tombe sur la tête à chaque instant.

C'est vrai, nous voyons des risques partout. Nos enfants sont menacés par les pédophiles, par les lames de rasoir enfouies dans leur sac de bonbons d'Halloween, par les automobiles qui roulent à vive allure, par les bactéries qui les attendent sur les poignées de porte, par les maladies qu'ils attraperont en touchant un oiseau mort… «Les études sociologiques font aujourd'hui consensus : nous nous inquiétons plus que l'ensemble des générations précédentes», indique le journaliste canadien Dan Gardner dans son livre *Risk, The Science and Politics of Fear.*

Des éducateurs rencontrés ces derniers mois m'ont d'ailleurs donné moult exemples confirmant l'anxiété croissante des parents (et de quelques enseignants aussi…), et l'impact que cela peut avoir sur l'école et les enfants. L'un d'entre eux racontait qu'un établissement scolaire a eu l'idée d'installer de grosses pierres dans l'agora extérieure, afin que les jeunes aient envie de se retrouver davantage dehors. «Or, un parent a complètement *freaké* en apprenant cela, relate-t-il. Il estimait que son enfant pouvait se blesser sur une des pierres. Il y a donc eu de grosses discussions à savoir s'il fallait les retirer ou pas. Finalement, c'est le parent qui a retiré son enfant de l'école…»

Autre histoire : toujours dans une école du Québec, où le conseil d'établissement souhaitait planter des arbres autour de la cour, afin de permettre aux enfants de jouer dans un cadre plus vert que gris. «Jusqu'au jour où un parent s'inquiète de la possibilité qu'un pédophile se cache derrière un des arbres, raconte un enseignant. L'idée a aussitôt été abandonnée.» Ça ne s'invente pas…

Or, les craintes ont beau s'intensifier, les statistiques nous disent que, dans les faits, nous avons de moins en moins de raisons d'être sur les dents…

Prenons la peur numéro 1 des parents nord-américains : l'enlèvement. Ils hésiteront longtemps, en effet, à laisser leur rejeton sans supervision à l'extérieur, de crainte qu'un inconnu l'aborde et l'enlève. Après tout, ne signale-t-on pas quelque 66 000 cas d'enfants disparus chaque année au Canada seulement, dont plus de 8 000 au Québec ? Plus de 8 000 sur un total de plus d'un million d'enfants, c'est considérable, convenons-en. Mais regardons les chiffres de plus près.

Selon la Gendarmerie royale du Canada, 8 196 cas d'enfants disparus ont été enregistrés en 2008 au Québec.

Décortiquons.

Du nombre total, on estime que 5 707 étaient des fugues. Donc aucun étranger n'était en cause.

On compte aussi 1 869 cas « inexpliqués » et 515 cas « autres ». Selon Pina Arcamone, directrice de l'organisme Enfant-Retour Québec, ces 2 375 cas sont presque tous des fugues de la maison ou d'un centre d'accueil. Donc toujours pas des enlèvements.

Mine de rien, d'un coup de cuillère à pot, nous venons de régler près de 99 % des cas d'enfants disparus.

Pas mal, non ?

Poursuivons.

Des 105 cas restant, pas moins de 69 sont des enfants enlevés par un membre de la famille, 28 s'étaient tout simplement égarés dans un lieu public et 5 étaient des disparitions liées à un accident, du type bateau qui chavire.

Faites le calcul : il ne reste que 3 cas réels d'enfants disparus au Québec en 2008.

Trois cas, donc, sur plus d'un million d'enfants.

La probabilité que votre enfant soit victime d'un agresseur est donc à peu près de 0,00003 %.

Et pourtant, de manière tout à fait irrationnelle, nous continuons d'avoir peur, terriblement peur. D'abord parce que les rares cas d'enlèvement occupent une proportion énorme des bulletins de nouvelles : une recherche rapide permet de recenser plus de 3 000 textes et reportages électroniques sur la seule disparition de Cédrika Provencher en 2007.

Ensuite parce que le cerveau de l'homme, encore plus celui des parents, ressemble à un chef d'antenne qui doit discriminer une quantité phénoménale d'informations : il privilégie ce qui fait choc, ce qui est exceptionnel. Il est, justement, un toxico de la nouvelle d'exception.

Moins il y a de crimes, donc, plus on en a peur…

« Il y a dans nos sociétés modernes 1 meurtre par 100 000 habitants, explique Richard E. Tremblay, directeur du Groupe de recherche sur l'inadaptation psychosociale chez l'enfant de l'Université de Montréal. Il y a 100 ans, il y en avait 5 par 100 000 habitants et il y a 500 ans, il y en avait 100, toujours pour 100 000 habitants. »

« La violence entre les individus a diminué de façon draconienne depuis 500 ans, ajoute-t-il, et c'est justement parce qu'elle a diminué qu'elle nous préoccupe plus. »

Ce qui explique que les parents sont plus anxieux ? « Oui, tout à fait, répond le professeur. Surtout que le contexte familial est aussi très différent. Il y a 40 ans, on faisait beaucoup d'enfants. En perdre un était alors moins grave qu'aujourd'hui. D'ailleurs, les modèles du développement des espèces nous montrent que plus l'environnement est dangereux, plus l'espèce fait des petits afin de se reproduire. »

« À l'inverse, plus l'environnement est sécuritaire, moins on fait d'enfants… et plus on en prend soin. »

Quiz éclair

1. Quelle est la principale menace à la santé d'un enfant de plus d'un an ?

 a) La pneumonie
 b) Les blessures
 c) Les ours
 d) Les pédophiles

2. Quelle est la principale cause de décès liés à des blessures ?

 a) La noyade
 b) Les accidents de piétons
 c) Les canifs suisses
 d) Les collisions de véhicules

3. Entre 1994 et 2003, le taux de blessures chez les enfants canadiens a…

   a) Baissé de 11 %
   b) Augmenté de 11 %
   c) Baissé de 37 %
   d) Augmenté de 37 %

4. De 1994 à 2003, le taux de décès des enfants de 14 ans et moins a…

   a) Baissé de 18 %
   b) Augmenté de 18 %
   c) Baissé de 34 %
   d) Augmenté de 34 %

Les réponses :

1. b) Les blessures constituent la principale menace à la santé d'un enfant de plus d'un an.

2. d) Les collisions de véhicules sont la principale cause de décès consécutif à des blessures.

3. c) Entre 1994 et 2003, le taux de blessures chez les enfants canadiens a baissé de 37 %.

4. c) De 1994 à 2003, le taux de décès des enfants de 14 ans et moins a baissé de 34 %.

Source : Analyse des blessures non intentionnelles chez les enfants et les adolescents sur une période de 10 ans, *1994-2003, rédigé par SécuriJeunes Canada, juillet 2007.*

La télé est partout

Nous sommes en mars 2002. Jean Robitaille donne alors un cours d'éducation en milieu naturel à l'Université Laval. Il réunit ses étudiants dans le décor enchanteur de la forêt Montmorency, où pendant trois jours les futurs profs doivent apprendre à développer des activités en plein air.

Le dimanche soir, après le souper, certains d'entre eux vont voir Jean Robitaille et lui demandent s'il est possible de déplacer plus tard en soirée l'activité de 19 h, qui vise à favoriser les liens avec la nature. « J'accepte. Je ne vois pas de problème. Pourvu qu'on fasse l'activité, raconte l'enseignant. Un peu plus tard, je vais me promener dans le centre et je découvre que les trois quarts de la classe sont agglutinés devant *Star Académie*… »

Plus surpris que fâché, ébranlé tout de même, Jean Robitaille saisit comme jamais le peu d'intérêt que la nature arrive encore à susciter. « Ça démontre bien, précise-t-il, qu'il n'y a pas une grande préoccupation des jeunes, à la base, pour ces questions-là. »

Cela démontre bien, aussi, l'immense pouvoir de séduction de la télévision, capable de capter l'attention d'un groupe comme aucune autre activité. Pour s'en convaincre, il suffit de voir l'effet qu'a la télé sur les enfants. Ils sont non seulement capables de tout lâcher pour se retrouver devant le tube, ils y resteront scotchés même quand il n'y a absolument rien à regarder.

J'ai fait ce test avec mes belles-filles de 10 et 13 ans un soir que leur mère travaillait : je leur ai donné le choix entre souper à la table et souper devant le débat des candidats à la mairie de Montréal. Elles ont dit non à l'agréable souper à table, préférant de loin l'émission de RDI sur les enjeux de la politique municipale…

« Les enfants et les adolescents passent plus de temps à s'animer via les médias qu'à faire n'importe quoi d'autre, à l'exception des heures passées à l'école et à dormir », se désole la psychologue Chantale Proulx dans *Un monde sans enfance*. Bien que les statistiques à ce sujet divergent, elles en viennent toutes à la même conclusion : les jeunes passent en effet beaucoup, beaucoup d'heures devant un écran.

Fions-nous à une source crédible, Statistique Canada. Selon ses chiffres de 2004, les 2 à 11 ans écoutaient chaque semaine 14,1 heures de télévision (et on ne compte ni l'ordinateur ni les jeux vidéo), soit un peu plus de deux heures quotidiennement. Au Québec, les chiffres sont légèrement plus élevés, soit 14,3 heures par semaine. « En 2004, observe Statistique Canada, plus du tiers (36 %) des enfants de 6 à 11 ans passaient plus de deux heures par jour devant l'écran. Ces enfants étaient deux fois plus susceptibles de faire de l'embonpoint ou de l'obésité que ceux dont le temps passé devant l'écran était d'une heure et moins par jour (35 % par rapport à 18 %), et environ deux fois plus susceptibles d'être obèses (11 % par rapport à 5 %).»

En cela, les enfants ne font qu'imiter leurs parents, car hormis les heures passées au boulot et les soins personnels comme le sommeil, «l'écoute de la télévision était l'activité à laquelle les travailleurs consacraient le plus de temps lors d'une journée de travail moyenne», indique Martin Turcotte, analyste des statistiques sociales à Statistique Canada.

En soi, il est vrai, le temps passé devant la TV n'est pas désolant... jusqu'à ce qu'on s'attarde aux nombreux effets qu'elle peut avoir sur les enfants. Malheureusement, comme le soulignaient en 2003 les auteurs du rapport *Zero to Six : Electronic Media in the Lives of Infants, Toddlers and Preschoolers*, la popularité croissante de la télévision et des autres appareils électroniques s'est faite sans que l'on en sache beaucoup sur leur impact physique et psychique sur les jeunes enfants.

Il est néanmoins possible de tracer quelques liens de causalité troublants, comme le fait par exemple Statistique Canada avec l'obésité, entre autres. Plus on demeure assis longtemps devant un écran, moins on bouge, plus on épaissit. Il n'y a là rien de bien sorcier : les «patates de sofa» n'existaient pas en 1950. La télévision non plus, a déjà noté le journaliste de *La Presse* Richard Chartier dans son livre *Oxygène sans bouteille*.

L'obésité n'est pas l'unique conséquence sur la santé d'une écoute prolongée de la télévision, loin s'en faut. Pensons par exemple à ses effets sur les nourrissons, dont la croissance harmonieuse de la matière cérébrale passe avant tout par les échanges affectifs entre le bébé et les adultes. On peut donc sincèrement s'inquiéter de l'interagir émotionnel offert par une machine, par les DVD à la Bébé Einstein, extrêmement populaires. L'American Academy of Pediatrics recommande d'ailleurs de ne jamais placer un enfant de moins de 2 ans devant la télévision.

Certaines études soutiennent que l'écoute prolongée de la télévision risque d'avoir des effets psychologiques et sociaux délétères sur les bébés... mais aussi sur les enfants de tout âge. Il est autant question de stress que de comportements agressifs, d'atrophie de l'imaginaire, d'imitation de comportements tyranniques que de désensibilisation à la violence. Une étude publiée à la fin de l'été 2008 dans la revue *Child Development* conclut même que la télévision ouverte comme simple fond sonore est, elle aussi, néfaste pour les bébés, qui ont alors de la difficulté à rester concentré sur un même jeu.

Dans la même veine, une étude publiée fin 2009 dans *Archives of Pediatrics and Adolescent Medecine* trace un lien significatif entre l'exposition à la télévision chez les enfants de trois ans et l'agressivité de ceux-ci. Plus l'exposition est longue, plus l'effet est grand, conclut l'équipe de la D^{re} Jennifer Manganello. En outre, on observe des comportements agressifs chez l'enfant exposé indirectement à la télévision, c'est-à-dire lorsqu'il est situé à proximité d'une personne qui la regarde.

Pas étonnant. À force d'expériences, réelles ou virtuelles, l'enfant construit l'idée qu'il se fait du monde, s'en convainc et se charge ensuite de les reproduire. Le psychiatre anglais John Bowlby, à l'origine de la théorie de l'attachement, appelait ces décalques du monde des modèles opérants. Ces derniers s'incrustent dans la mémoire des bébés avec leurs couleurs émotionnelles propres, le forgent et le poursuivent ensuite toute sa vie.

Allons plus loin et rattachons cela plus directement à notre sujet. On constate ainsi que les enfants qui regardent plus de deux heures de TV par jour s'adonnent non seulement moins aux jeux créatifs, mais ils consacrent aussi moins de temps aux interactions avec autrui, que ce soit leurs amis ou leurs parents, souligne une étude de la D^{re} Elizabeth Vandewater publiée en 2006 dans la revue *Pediatrics*, la préférée des pédiatres nord-américains.

D'une part, il y a l'effet lié à la quantité d'heures passées devant un écran, peu importe la programmation, mais d'autre part, il y a aussi l'effet qui se rattache à la qualité des émissions regardées, un aspect moins connu de la recherche sur la télévision. Si vous vous assoyez avec votre bambin pour regarder les émissions diffusées toute la journée à Télétoon et Vrak TV, vous constaterez bien vite qu'on est loin des émissions au message social et éducatif qu'on retrouvait dans *Passe-Partout*!

Si les études à ce sujet tardent à être menées au Québec, il en est autrement aux États-Unis, d'où émanent d'ailleurs de nombreuses émissions jeunesse diffusées ici. On constate ainsi une baisse marquée de la qualité de la programmation depuis les années 1990, une observation qu'ont certainement faite de nombreux parents. Il n'y a qu'à s'attarder au langage, à l'insolence et au sarcasme employés dans les émissions pour s'en convaincre : désolant !

Cela a évidemment un impact sur le plan éducatif, et de manière plus précise sur le plan des connaissances en sciences naturelles, soutient Roger La Roche, professeur et responsable du programme éducatif AVEC (Avenir-Viable-École-Communauté), qui vise la formation de citoyens responsables. « On le voit de plus en plus, les reportages animaliers faits par *Découverte* ou par *National Geographic* donnent au jeune une perception incomplète et biaisée du monde qui l'entoure. Quand on s'y attarde, on voit bien l'influence des films d'action dont sont friands les enfants : tout le monde mange tout le monde ! C'est assez rare qu'on prenne le temps de vraiment regarder l'animal dans son milieu, privilégiant plutôt les scènes d'action. »

« Souvent, raconte-t-il, la première question posée par les jeunes de première et de deuxième années quand ils voient un animal, c'est : "Est-ce qu'il va me manger ?" »

Attaque d'ours

Entrevue avec Yves Paris, chef de la division de la programmation du Biodôme de Montréal.

Considérez-vous que la nature a sa place à la télévision ?

Oui, mais malheureusement elle n'y figure pas. On entend parler quotidiennement, même plusieurs fois par jour, de la météo, de la température qu'il fait, s'il va pleuvoir ou s'il ne pleuvra pas. Mais on n'entendra pas parler des éphémères qui se trouvent à Montréal et que tout le monde peut voir. Il me semble que cela pourrait être un élément de nouvelle. Or, le nombre de minutes où l'on parle de milieu naturel à la télévision est minime.

Quelles conséquences cela engendre-t-il ?

D'une part, on entend parler des animaux quand ils ont tué quelqu'un. Cela risque évidemment de transmettre la peur des animaux, des insectes, etc. À plus long terme, on peut même craindre que les enfants s'éloigneront encore un peu plus de la nature, même s'ils en sont déjà passablement éloignés.

Et d'autre part ?

La télévision peut avoir l'effet inverse en donnant une fausse image de la nature et des animaux sauvages. Quelqu'un me racontait récemment être allé sur le mont Royal et avoir vu des gens essayer de flatter un raton laveur. Ça montre la déconnexion ! Les gens ne voient plus l'animal sauvage, potentiellement porteur de maladies. Ils voient un « puppy », comme dans les dessins animés.

Il y a un manque de connaissances de base sur la nature chez les enfants ?

Absolument. Les enfants ont toujours aimé attraper les grenouilles, mais on voit un nombre croissant de parents leur transmettre leurs peurs.

D'où vient cette peur, justement ?

Je pense que les médias ont une responsabilité là-dedans. Prenons l'exemple de cette dame tuée par un ours à La Tuque pendant l'été 2009. Les médias en ont beaucoup parlé, si bien que mon entourage, sachant que je venais de m'acheter une petite portion de forêt dans ce coin-là, m'a dit : « Fais attention aux ours. » Or, en forêt, si je regarde les statistiques, l'animal que je dois craindre le plus, c'est l'être humain. C'est lui qui peut me causer du tort. Les attaques d'ours sont rarissimes.

La solitude à plusieurs

Attablés dans un restaurant japonais, ma conjointe et moi parlons de choses et d'autres. À la table d'à côté, une petite famille : la mère, le père ainsi que leurs deux enfants complètement hypnotisés par le lecteur DVD portatif posé devant eux.

Le père : « Pis, les enfants, comment a été votre journée ? »

Les enfants : « … »

Le père : « LES ENFANTS !!! VOUS AVEZ PASSÉ UNE BELLE JOURNÉE ??? »

Les enfants : « … »

La mère, posant une main sur le bras de son mari : « Amour, oublie ça, y t'entendent pas… »

Branchés aux différents joujoux électroniques que sont les iPods, lecteurs DVD portatifs, Game Boy et autres ordinateurs, les enfants sont de plus en plus débranchés du monde qui les entoure. Oliver R. W. Pergams, du département des sciences biologiques de l'Université de l'Illinois, appelle cela la « vidéophilie ». Il estime qu'elle éloigne chaque année un peu plus les jeunes des gens qui les entourent, et aussi de la nature et des activités en plein air.

Avec sa collègue Patty Zaradic, le Dr Pergams a tenté de savoir pourquoi l'affluence dans les parcs nationaux américains avait baissé de 25 % de 1987 à 2003. Au fil de ses recherches, publiées notamment dans le *Proceedings of the National Academy of Sciences of the United States of America*, il a constaté qu'à peine quatre variables expliquaient 97,5 % du déclin : les prix du pétrole, le temps passé sur Internet, le temps consacré à visionner des films et le temps alloué aux jeux vidéo.

D'où le néologisme « vidéophilie », qu'il définit comme « cette tendance à se concentrer sur des activités sédentaires liées aux médias électroniques ». Une première étude a été publiée en 2006, puis deux autres l'année suivante, confirmant qu'aux États-Unis, mais aussi en Espagne et au Japon, la vidéophilie est en train de tuer la biophilie, pas seulement les parcs nationaux… « Nous croyons que le déclin des visites dans les parcs nationaux n'est qu'une manifestation du déclin de l'intérêt pour la nature en général », écrit Pergams dans *The Journal of Developmental Processes*.

Les jeunes se coupent donc de leur habitat naturel, mais aussi des autres espèces qui le peuplent : leur famille et amis. Car d'autres études menées sur le même sujet en arrivent à la conclusion qu'à l'instar de la télévision, l'ordinateur et les jeux vidéo enferment les enfants dans une bulle, avec ce que cela implique d'un point de vue relationnel. Les

Américains appellent cela des « *detachment tech* », des technologies qui coupent du monde environnant.

On se croirait en plein roman d'Isaac Asimov : les enfants passent aujourd'hui le plus clair de leur temps entre quatre murs, « protégés » des dangers du monde extérieur et des étrangers, avec qui ils ont de moins en moins d'interactions.

Vrai, plusieurs chercheurs commencent à découvrir certaines vertus aux jeux vidéo, comme le développement de réflexes ou d'aptitudes cognitives précises. On tente même de profiter de l'intérêt des plus jeunes pour les jeux afin de développer des applications thérapeutiques ou encore l'apprentissage de métiers ou de tâches. « Reste que les jeux vidéo présentent des dangers bien réels, précise Maude Bonenfant, doctorante et chargée de cours à l'Université du Québec à Montréal. Ils peuvent causer une dépendance aussi forte que la drogue ; ils peuvent véhiculer des valeurs négatives pour les enfants dont les schèmes de pensée ne sont pas encore formés ; ils causent, directement ou indirectement, l'obésité ou d'autres problèmes de santé liés à l'inactivité et à une mauvaise alimentation, etc. »

Une étude publiée en 2009 dans le *Journal of Preventive Medicine* a ainsi conclu que le joueur vidéo moyen était plus gros, mais aussi plus introverti et plus déprimé que son prochain. Pas tant parce qu'il s'amuse avec des jeux vidéo que parce qu'il s'amuse *trop souvent et trop longtemps* avec ceux-ci.

« Tout abus est néfaste, ajoute Maude Bonenfant, qu'il s'agisse de jeux vidéo ou de surconsommation de fruits, et la réponse à bien des maux demeure souvent l'éducation et la modération. Et si vous êtes amateur de jeux de combats, sachez qu'après avoir éviscéré quelques centaines d'ennemis, une petite marche au grand air vous fera le plus grand bien. »

L'ergothérapeute Francine Ferland le confirme : un équilibre est à trouver avec les objets électroniques qui occupent le quotidien des jeunes. « On peut très bien comprendre l'intérêt de l'enfant, mais il faut lui permettre d'avoir un meilleur équilibre entre ce type de jeux et les activités plus motrices, où l'enfant va courir, se dépenser, se libérer de son énergie motrice. » C'est aussi par des activités plus physiques que le jeune risque de se retrouver dehors, en interaction avec d'autres enfants. Car ne l'oublions pas, un jeune peut avoir 200 amis simultanément en ligne avec lui sur MSN, il demeure seul devant son écran.

La communication interpersonnelle est en effet réduite à bien peu de chose aujourd'hui, alors qu'une étude réalisée il y a quelques années par The Brookings Institution concluait que près des deux tiers des heures passées devant un écran l'étaient en totale solitude.

Les pieds dans la boue

Entrevue avec Michel Lebœuf, biologiste, vulgarisateur scientifique et auteur du guide Famille nature.

Est-ce que la vidéophilie est en train de remporter la victoire sur la nature ?

Oui. Le fait que les écoliers vont souvent se limiter à Internet pour effectuer des recherches pour l'école sur les animaux et les plantes le prouve. Or, pour qu'un souvenir reste marqué, le mieux est encore l'expérience réelle des animaux et des plantes. Les émotions aussi participent à la rétention de l'information. Sentir des fleurs, par exemple, ça te permet de t'en rappeler. L'odeur de la fleur a un effet pédagogique qui te permet de te souvenir de cette espèce beaucoup plus facilement que si tu l'as vue en deux dimensions dans un livre.

C'est ce que vous tentez de transmettre dans vos conférences ?

Oui. Même que j'ai cessé de donner des conférences dans les clubs d'ornithologie et les clubs d'horticulture pour me consacrer aux enfants. J'estime qu'ils ont plus besoin encore d'être mis en contact avec ce que la nature a à offrir. À mon avis, il y a un 15 à 30 % d'enfants dans chaque classe qui sont très intéressés par cela. Il faut absolument les mettre en contact avec la nature, déclencher cet intérêt.

Vous transmettez cela aussi à vos enfants ?

Oui. Ma fille aime beaucoup jouer dehors, alors moi, j'en profite. J'ai une terre à bois dans le Nord, alors je l'emmène souvent faire des excursions en milieu naturel. Elle apprend justement beaucoup plus en étant directement en contact avec la nature.

Par exemple ?

Il y a une plante que ma fille est capable d'identifier précisément parce que je la lui ai fait goûter. C'est une plante surette. En y goûtant, cela a mis une information dans son cerveau et depuis ce temps-là, elle s'en souvient et elle m'en parle. Elle sait même son nom latin : oxalide de montagne, *oxalis montana*. C'est une plante jaune, ça pousse dans le gazon. On appelait ça de l'oseille quand on était petit.

Et votre garçon aussi, c'est un naturaliste en herbe ?

Mon gars, c'est le contraire. Je fais exactement les mêmes choses avec lui et avec sa sœur, mais ça ne l'intéresse pas du tout. Il n'a jamais voulu se salir les pieds dans la boue pour attraper une grenouille ou une salamandre. Il est collé sur l'ordinateur. Son plaisir, dans la vie, c'est de s'installer sur Internet et de jouer à des jeux, alors que ma fille, après 10 minutes, elle décroche et préfère aller jouer dehors pendant des heures.

L'école, un lieu où règne l'abstraction

Octobre 2007. Tous les experts de la communauté des soins cardio-vasculaires du pays sont réunis à Québec pour leur grand rassemblement annuel. Tour à tour, les chercheurs font part de leurs conclusions les plus récentes, de percées médicales significatives, etc.

Puis Jean-Pierre Després rompt le ronron scientifique. Le directeur scientifique de la Chaire internationale sur le risque cardiométabolique de l'Université Laval se pointe au micro, soulevant du coup une polémique qui soufflera la salle.

« Il est temps de se réveiller ! lance-t-il en parlant des écoles. Il est totalement contraire à l'éthique de garder nos enfants prisonniers d'un mode de vie aussi sédentaire. » Qualifiant l'environnement scolaire de nos enfants de « toxique », il ajoute qu'il est « intolérable » que cela se déroule dans notre « société civilisée ».

Reconnu mondialement pour ses recherches sur l'obésité, le Dr Després jetait alors une lumière crue sur un problème dont les effets se font ressentir bien au-delà de la bedaine des enfants. Non seulement ces derniers sont-ils plus gros qu'ils ne l'ont jamais été, mais ils connaissent aussi plus de problèmes de comportement, ont plus de difficulté à évacuer leur stress et sont plus déprimés, selon les spécialistes.

On ne peut évidemment isoler une seule raison expliquant ces tendances, mais la sédentarité imposée par l'école, qui laisse de moins en moins de temps aux jeunes pour se délier les jambes, est certainement tout en haut de la liste.

Pourquoi ? Parce que nous recherchons d'abord et avant tout le succès académique qui, lui, du moins le croit-on, passe nécessairement par « l'étude sédentaire », pour reprendre les mots de Mark Tremblay, directeur du groupe de recherche sur les modes de vie sains, rattaché au Children's Hospital of Eastern Ontario Research Institute. « Mais la recherche montre qu'en réduisant l'activité physique, on n'améliore pas les capacités académiques ni les résultats scolaires. Il faut que les enfants se lèvent et bougent plus pour améliorer leur santé physique et intellectuelle et augmenter leur taux de succès à l'école », estime celui qui occupe aussi la fonction de directeur scientifique de Jeunes en forme Canada.

Pour convaincre les plus sceptiques, l'organisation du Dr Tremblay va plus loin encore en soutenant que plus on bouge, meilleur est le rendement scolaire. Il s'appuie sur plusieurs études menées au Canada et ailleurs, dont les conclusions confirment l'effet positif de l'activité physique sur les muscles, mais aussi sur le cerveau, sur le pouvoir de concentration, sur le comportement et sur… le bulletin de fin d'année.

En Ontario, par exemple, une initiative en milieu scolaire basée principalement sur l'activité physique a permis aux jeunes, en deux ans, d'augmenter leurs notes en lecture de 36 % et en mathématiques, de 24 %, note l'auteure du rapport d'analyse, Mélanie Guertin.

Dans le même sens, une vaste étude menée sur quelque 5 000 étudiants américains par les Centers for Disease Control and Prevention a montré que les filles ayant les notes les plus élevées en lecture et en mathématiques étaient aussi celles qui affichaient les plus hauts niveaux de participation en éducation physique, peut-on lire dans *Pediatrics* et dans *American Journal of Public Health*.

Une étude menée sur 5 000 étudiants par l'École de santé publique de l'Université d'Alberta, et une autre menée au sud de la frontière sur plus de 12 000 élèves, publiée dans *Medicine and Science in Sports and Exercise*, sont arrivées à des conclusions similaires.

Je croyais d'ailleurs que ce message (+ de sports = des A +) était passé, en octobre 2009, lorsque je suis tombé sur une publicité pleine page de la Fédération autonome de l'enseignement dans *La Presse*. « Une autre école est possible », titrait-on au-dessus d'un garçon et d'une fille scrutant un horizon de verdure depuis un rocher haut perché.

« Nous sommes persuadés que pour s'élever, les élèves ont besoin d'une montagne à gravir », précisait-on. Je me suis dit : enfin ! On a compris l'importance de la nature, l'importance d'inciter les jeunes à bouger. Mais non… Il ne s'agissait que d'une métaphore. Dans la pub, la montagne étant une image illustrant « les connaissances », qui doivent devenir « l'élément moteur de l'éducation ».

Et moi qui croyais que la motricité, justement, était cet élément moteur…

Mais qui se soucie du moteur, justement, de nos enfants ? Encore aujourd'hui, bouger, dans la plupart des écoles de la province, relève en effet d'une mission impossible, l'ardoise et les livres constituant l'essentiel du régime pédagogique. Certains appellent cela « l'extinction de l'expérience », c'est-à-dire l'extinction de l'apprentissage par les sens. En étant coupés de la nature, du jeu à l'extérieur, les jeunes sont par le fait même coupés de leur corps, de leurs sens, de leurs émotions, mais surtout du plaisir, affirme Martine Chatelain, membre fondatrice du comité conseil en éducation à un avenir viable de la CSQ et enseignante au préscolaire. « Les adultes tentent, par le jardinage, le ski et d'autres activités, de sortir de leur bureau et d'aller dans la nature. Or, on ne permet pas la même chose aux enfants », déplore-t-elle. Cela s'observe de plusieurs façons. D'abord par le peu de temps accordé à l'activité physique, la réduction du temps de récréation et de jeu libre. Ensuite par la disparition des classes vertes et des classes de neige.

Aucune étude n'a été menée à ce sujet, mais les experts consultés constatent tous un déclin des sorties organisées dans les écoles du Québec, dont Yves Paris, qui s'occupe de la programmation du Biodôme. «D'une manière générale, les enfants sortent moins, confirme-t-il. Il y a des questions de budget, il y a aussi des questions d'organisation. Les enseignants semblent aussi vouloir moins sortir avec leurs élèves. Ils sont plus intéressés par les activités qu'ils peuvent organiser à l'école. Les organismes qui offrent des animations en classe sont ainsi très, très populaires.»

Le rédacteur en chef de la revue *Nature Sauvage* en sait quelque chose. Vulgarisateur scientifique, Michel Lebœuf est souvent appelé à organiser des conférences en milieu scolaire un peu partout dans la province. Mais pas question de le faire en pleine nature! «De plus en plus, les profs m'appellent et me demandent de faire une présentation dans leur école, explique-t-il. Je leur demande systématiquement si je peux amener les enfants dehors. Et là, ça devient très compliqué : il faut louer un autobus, ça prend des parents bénévoles, etc. Je ne mets pas la faute sur les professeurs, mais je constate que le côté organisation est devenu tellement compliqué qu'il est un frein à la sortie.»

Un sous-préfet au champ

Entrevue avec Jean Robitaille, cofondateur du réseau des Établissements verts Brundtland, un réseau de près de 1 000 établissements œuvrant pour « un monde écologique, pacifique, solidaire et démocratique ». Jean Robitaille est aussi le cofondateur de l'Association québécoise pour la promotion de l'éducation relative à l'environnement et l'un des initiateurs du forum Planèt'ERE, le premier forum francophone international sur l'éducation relative à l'environnement.

L'école a sensibilisé les enfants au recyclage, à l'importance de fermer le robinet quand on se brosse les dents, mais pas nécessairement à l'importance de la nature, non?

En effet, les liens ne sont pas nécessairement établis. Il y a souvent un type d'éducation qui se rapproche du conditionnement : conserver l'eau, réduire la quantité de déchets, etc. Mais le travail sur le terrain, l'observation des effets de ces actions est beaucoup moins présent.

Est-ce que la réforme des programmes est un pas dans cette direction ?

Oui, car ce qu'on dit aux professeurs, c'est : « Essayez de vous appuyer sur des cas, sur des exemples qui viennent de la vie quotidienne et à partir de cela, tâchez de développer des projets et des actions. » Donc, il y a cet élément de la réforme qui favorise, d'une certaine façon, la réalisation de projets en rapport avec la nature.

Donc il y a de l'espoir ?

Oui, mais la difficulté réside dans les programmes. Quand on les regarde en détail, on se rend compte que ce n'est pas aussi facile que certains voudraient le croire, que l'intégration entre les préoccupations environnementales et le travail sur le terrain ne sera pas facile. Il y a donc un petit bout de chemin qui a été réalisé, mais nous aurions intérêt à aller plus loin en nous inspirant de la France. Depuis la « Grenelle de l'environnement », en 2008, l'intégration dans les programmes d'études est plus forte du côté français qu'elle ne l'est chez nous.

Cela dit, le ministère de l'Éducation peut bien s'impliquer davantage, reste que les professeurs doivent eux-mêmes avoir un intérêt pour la nature et être formés en ce sens, non ?

Oui, et c'est ce que nous cherchons à faire à travers les activités du réseau du mouvement des Établissements vert Brundtland, car il n'y a pas nécessairement de formations spécifiques organisées par le Ministère dans ce domaine-là. D'ailleurs, depuis la création du mouvement, disons que l'appui du Ministère n'a jamais été fort, fort. Il y a donc, de ce côté-là aussi, un travail à faire pour que se développe cet intérêt pour la nature.

De quelle manière ? Qu'est-ce que le Ministère pourrait faire de plus ?

En reconnaissant davantage les actions en lien avec la nature qui sont faites dans le milieu. Cela serait perçu comme un appui direct aux enseignants qui ont cette préoccupation. Car à un moment donné, quand le travail se fait à sens unique, la base s'essouffle. Déjà que les programmes sont assez surchargés et que les profs ont des charges de travail énormes, il ne faut pas que la tâche soit rendue plus difficile encore par un manque de volonté du Ministère.

L'aménagement des écoles et des cours : terne, terne, terne

Au cours des dernières décennies, des lois ont été promulguées un peu partout dans le monde pour protéger les animaux en captivité. On reconnaît ainsi aux animaux dans les zoos et les cirques le droit de vivre dans un environnement confortable, un milieu adapté à leur nature, même s'ils sont enfermés dans des cages. Et pourtant, notre société nie ces mêmes droits aux enfants, qui passent leurs journées dans des établissements blafards et sans vie, soutient Stephen R. Kellert, co-directeur du Hixon Center for Urban Ecology de l'Université Yale.

Les classes sont ternes, les gymnases sont en béton gris, les cours d'école sont en asphalte et les terrains de jeux manquent d'originalité, autant d'occasions manquées de créer un lien direct entre les enfants et la nature, estime-t-il. «L'énorme défi qui se présente à nous est d'une part, de minimiser et de réduire les impacts néfastes de l'environnement bâti moderne, et d'autre part, de fournir plus d'occasions de créer un contact positif au quotidien avec la nature», écrit-il dans *Building for Life, Designing and Understanding the Human-Nature Connection*.

La comparaison avec les animaux dans les zoos, il est vrai, est un peu forte. Mais les propos de Stephen R. Kellert, un chercheur mondialement connu pour ses travaux sur la biophilie, n'en sont pas moins intéressants pour autant.

Attardez-vous aux cours d'école dans votre quartier, aux terrains de jeux des garderies en milieu urbain, à l'état pitoyable de bien des parcs situés à proximité des écoles et vous conviendrez bien vite que nos enfants ne sont pas choyés. Nous ne l'étions pas beaucoup plus quand nous étions jeunes? Certes, mais nous ne passions pas des dizaines d'heures enfermées entre les quatre murs de l'école ni des journées entières à la garderie. «La cour d'école en milieu éducatif ressemble à un grand laboratoire d'apprentissage où les jeunes passent environ trois heures et parfois plus chaque semaine», rappelle Kino-Québec, dans *Mieux vivre ensemble dans la cour d'école*.

Nos enfants méritent beaucoup mieux. Afin que leur quotidien en soit amélioré, qu'ils aient des liens au quotidien avec leur habitat naturel, mais aussi qu'ils puissent grandir de ce contact, physiquement et mentalement. Les études à ce sujet sont sans équivoque : les cours vertes ainsi que les classes en plein air ont un impact positif direct sur l'humeur et la concentration des enfants... et des professeurs !

Une étude menée en 2005 pour le compte du California Department of Education a permis d'aboutir à des conclusions qualifiées d'« impressionnantes » par l'American Institutes for Research. Ce dernier a constaté que les enfants ayant fait classe à l'extérieur avaient des notes 27 % plus élevées, en plus de gagner en confiance. Plus précisément, cette analyse d'une cinquantaine de pages montre comment des élèves de 6ᵉ année qui ont assisté à un cours à l'extérieur pendant une semaine avaient fait des gains en termes de coopération, de socialisation, de résolution de conflits, mais surtout en termes de comportement et de motivation scolaire. « Les résultats positifs associés à la participation à un cours de science en plein air sont impressionnants, surtout si l'on tient compte de la courte durée du programme », notent les auteurs.

Même chose chez les enfants auprès desquels on constate aussi une panoplie d'effets bénéfiques, cette fois après le verdissement des espaces extérieurs de leur garderie. On observe par exemple, selon la revue *Landscape and Urban Planning*, des gains en termes de motricité ; d'autres évoquent une réduction des problèmes de comportement et d'attention.

Or, n'est-il pas dans le mandat des écoles et des garderies d'offrir aux enfants un milieu stimulant et agréable ? Au-delà d'instruire, n'est-ce pas le rôle du milieu scolaire de favoriser l'acquisition d'habiletés motrices de base et de saines habitudes de vie ?

N'oublions pas que le milieu scolaire a une influence considérable sur les jeunes, car il s'agit de l'endroit où l'enfant passe la plus grande partie de son temps en dehors de la famille. Dans sa *Proposition au milieu scolaire pour contrer le désengagement des jeunes face à la pratique d'activités physiques*, le directeur de la santé publique du Québec rappelait d'ailleurs les écoles à l'ordre en précisant que la qualité de l'environnement offert aux jeunes avait un impact majeur sur leur « santé immédiate et future ».

« Tu observes d'abord avec tes oreilles »

Entrevue avec Martine Chatelain, membre fondatrice du comité conseil en éducation à un avenir viable de la CSQ, membre du réseau des Établissements verts Brundtland depuis 15 ans et enseignante au préscolaire depuis 31 ans, actuellement à l'école Les Bourlingueurs à Ville Sainte-Catherine.

Le système scolaire est-il trop basé sur l'abstraction, sur le théorique ?

Oui. Je pense que l'on fait une erreur grave en assoyant des enfants pendant plusieurs heures, surtout au niveau primaire. À mon avis, les enfants ne bougent pas assez, ne font pas suffisamment d'expériences sensorielles.

Pourquoi ?

Parce que c'est très difficile de sortir les enfants de l'école ! Vous savez qu'il faut une permission pour sortir du terrain de l'école. Chaque fois que je veux aller ramasser des feuilles, chercher des roches, observer des oiseaux en dehors de la cour, je dois en effet demander une permission au conseil d'établissement, qui se réunit une fois par mois ! Ce n'est pas pour rien que les professeurs ne sortent plus. Or, il est bien évident qu'il est plus facile de parler de la nature quand on va dans la nature. Le plus étrange, c'est que lorsque je dis cela, certains le reçoivent comme une véritable révélation !

Comment les profs s'accommodent-ils de cette situation ?

Ils ont tendance à passer des vidéos. Je n'ai rien contre les vidéos ou les films. Il y en a de très bons. Mais il n'y a rien qui vaut l'expérience sensible de quelque chose. Quand on va observer les oiseaux, je dis toujours aux enfants : « Tu observes d'abord avec tes oreilles, car tu vas entendre l'oiseau avant de le repérer avec tes yeux. » L'an passé, on a ainsi aperçu une buse pêchant un poisson devant nos yeux. C'est comme voir une marmotte rentrer dans son trou, cela ne se compare pas avec ce que l'on voit passivement à la télévision.

Les enfants doivent en redemander ?

Oui. Souvent les grands naturalistes disent que cet amour leur est venu en bas âge, grâce à des expériences agréables vécues avec des gens signifiants. Voilà souvent ce qui va faire la différence.

Donc, vous dites que ce n'est pas tant un problème de financement qu'un problème d'organisation qui fait en sorte que les enfants ne sortent plus des écoles ?

Il y a l'organisation, mais il y a aussi le financement. Nous avons un certain montant que nous ne pouvons pas dépasser pour les sorties. Il nous est imposé par le conseil d'établissement. Personnellement, au début, on me donnait 20 $ par enfant. Or, je ne sais pas si vous vous imaginez combien une sortie peut coûter. Je viens d'aller aux pommes avec une classe de maternelle. Des pommes, il n'y en a pas au coin de la rue. Il a donc fallu prendre l'autobus. La sortie coûtait donc 12,50 $. Si j'ai 20 $ par année, alors je sors deux fois maximum. Je ne peux pas sortir plus que ça, puisque le conseil d'établissement m'impose un quota, à la demande des parents. Ce sont eux qui ont exigé de ne pas payer plus que ça.

Les parents ont donc aussi leur part de responsabilité ?

Oui, mais il faut les comprendre. Les sorties sont chères, car l'éducation est sous-financée au Québec. On demande donc aux parents de compenser. Je les comprends de protester et je le ferais aussi à leur place.

Il y a donc un problème fondamental avec notre système d'éducation ?

Je pense qu'il y a un problème fondamental d'espace, de lieux et de possibilité de bouger. Oui ! Or, l'apprentissage, la mémorisation, ça passe par le corps, par les émotions. Les parents qui ont des bébés le savent très bien. Puis les enfants entrent à l'école et on exige qu'ils s'assoient sur une chaise, à une table et dans un local avec un très grand nombre de personnes. Moi, j'appelle ça de la surpopulation !

Fini la récréation

Il y a quelques années, l'école Notre-Dame-de-Grâce a tout bonnement décidé d'annuler la récréation. Trop de violence dans la cour, qui de toute façon favorise la propagation du rhume, expliquait-elle alors. En lieu et place, elle avait institué une « pause-détente » de 5 minutes… à l'intérieur.

Aberrant ? Les responsables scolaires ne le voyaient manifestement pas de cet œil. Au contraire : près de deux ans plus tard, en novembre 2004,

11 écoles de la Commission scolaire des Premières Seigneuries, dans la région de Québec, emboîtaient le pas. Les écoliers prennent trop de temps pour s'habiller, affirmait-on. Exit, donc, la récréation, que l'on remplaçait alors par une «pause» de quelques minutes entre quatre murs...

Actes isolés? Plutôt une tendance. «On constate que de plus en plus d'écoles éliminent la récréation de l'après-midi», notait l'Agence de la santé et des services sociaux de Montréal dans un «argumentaire» daté de décembre 2006 (aucune étude subséquente n'a été rendue publique).

Appliquant la *Loi sur l'instruction publique* à la lettre, bien des écoles s'en tiennent en effet à leur obligation d'offrir une période de détente le matin et une autre l'après-midi, mais rien ne les oblige à sortir dehors. Ainsi, en 2000, plus de la moitié des écoles primaires publiques de l'île de Montréal n'offraient qu'une seule période de récréation par jour à l'extérieur.

Cela est encore plus vrai l'hiver, alors que de nombreux observateurs constatent que les établissements scolaires sont de plus en plus frileux... Il suffit que le mercure baisse sous les moins 10 degrés Celsius pour que les élèves ne puissent aller dehors. Et ce, même si la Société canadienne de pédiatrie soutient que c'est en bas de moins 25 degrés qu'un enfant ne doit pas jouer dehors.

Que ce soit en été ou en hiver, les écoles justifient leur choix en blâmant le temps de préparation trop long des élèves, les horaires de cours trop chargés, la réorganisation liée à la réforme et les contraintes liées au transport scolaire.

À ce compte, pourquoi ne pas abandonner aussi les cours d'éducation physique, qui obligent les jeunes à perdre leur temps à se changer à deux reprises? Ou les cours d'arts plastiques, qui impliquent beaucoup de préparation et de matériel?

Le problème, c'est que les écoles qui coupent dans les récréations ne voient là que l'investissement nécessaire, mais pas les dividendes, qui sont nombreux. La récréation joue d'abord un rôle de tampon afin que la journée passée à l'école ne soit pas qu'apprentissage entre quatre murs.

Elle permet ainsi de casser le rythme de la journée, ce qui est essentiel pour la concentration. On peut bien privilégier une « pause-détente », mais tous les parents savent à quel point les enfants ont besoin de lâcher leur fou, d'évacuer leur trop-plein d'énergie, à défaut de quoi leur attention décroît tout au long de la journée.

Une étude publiée dans le *British Journal of Educational Psychology* est éclairante à ce sujet. Menée pendant 14 semaines auprès d'enfants de 9 ans, celle-ci a permis d'observer que plus on retardait la période de récréation, plus l'attention en classe diminuait.

Après tout, ne constatons-nous pas la même chose au travail ? Bien que nous ne jouissions pas de récréation (hélas !), nous ne restons pas assis devant une même tâche pendant des heures sans jamais nous lever. Pourquoi exiger cela des enfants, dans ce cas ?

Surtout que les périodes de récréation, l'équivalent de l'imprimante ou de la cafetière au bureau, jouent un rôle important dans une perspective d'interactions sociales. « Elles permettent aux jeunes de développer des habiletés en termes de coopération, de respect des règles, de contrôle de l'agressivité, de partage, de communication verbale, de leadership ainsi que de résolution de problèmes dans des situations bien concrètes », souligne l'Agence de la santé et des services sociaux de Montréal.

Ajoutons également à ces avantages l'amélioration du comportement et du rendement scolaire que des études relient directement à la récréation. Une enquête publiée en 2009 dans le *Journal of School Health* trace en effet un lien positif entre le fait de bouger et le bulletin de notes des élèves. La revue *Pediatrics* soulignait pour sa part, la même année, que les enfants jouissant d'une période de récréation de plus de 15 minutes affichaient un meilleur comportement. « Parfois, on a besoin de données comme celles-ci pour convaincre les gens du milieu scolaire de l'impact des récréations, dit la co-auteure de l'étude, la pédiatre américaine Romina M. Barros. Il faut comprendre que les enfants ont besoin de cette pause, car le cerveau a besoin d'une pause. »

La récréation, cette mal-aimée...

Une enquête publiée en 2001 par la Direction de la santé publique de Montréal-Centre, avec la collaboration des cinq commissions scolaires de l'île de Montréal, a dressé un portrait des occasions de pratique d'activités physiques dans les écoles primaires publiques.

• Durée moyenne du cours d'éducation physique : 65 minutes/semaine ;

• Les enfants sont actifs en moyenne 71 % du temps du cours ;

• À peine 49 % des écoles offrent deux récréations/jour ;

• La durée moyenne du temps de récréation est de 22 minutes/jour ;

• 44 % des élèves fréquentent les services de garde ;

• En moyenne, les services de garde offrent 4 heures/semaine d'activité physique ;

• 30 % des enfants participent à des activités parascolaires ;

• Le temps consacré aux activités parascolaires est en moyenne de 1,5 heure/semaine.

Source : Les enfants montréalais et l'activité physique à l'école primaire. *Synthèse d'enquête, Direction de santé publique de Montréal-Centre, 2001.*

Bibliographie

Agence de la santé et des services sociaux de Montréal, *Argumentaire sur l'importance de la récréation et d'offrir deux récréations quotidiennement*, décembre 2006.

A. Manganello, Jennifer, PhD, MPH ; A. Taylor, Catherine, « Television Exposure as a Risk Factor for Aggressive Behavior Among 3-Year-Old Children », *Archives of Pediatrics and Adolescent Medecine*, Vol. 163, n° 11, 2009.

American Institutes for Research, *Effects of Outdoor Education : Programs for Children in California*, Submitted to The California Department of Education, 31 janvier 2005.

B. Weaver, James ; Mays, Darren ; Sargent Weaver, Stephanie ; Kannenberg, Wendi ; L. Hopkins, Gary ; Eroğlu, Doğan ; M. Bernhardt, Jay, « Health-Risk Correlates of Video-Game Playing Among Adults », *American Journal of Preventive Medicine*, Vol. 37, n° 4, p. 299-305, octobre 2009.

Carlson, S. ; Fulton, J. ; Lee, S. ; Maynard, M. ; Brown, D. ; Kohl, 3rd H. et al., « Physical education and academic achievement in elementary school : Data from the early childhood longitudinal study », *American Journal of Public Health*, p. 98, 2008.

Chomitz, Virginia R. ; Slining, Meghan M. ; McGowan, Robert T. ; Mitchell, Suzanne E. ; Dawson, Glen F. et Hacker, Karen A. « Is There a Relationship Between Physical Fitness and Academic Achievement ? Positive Results From Public School Children in Northeastern United States. » *Journal of School Health*, p. 30-37, 2009.

Coe, D. ; Pivarnik, J. ; Womack, C. ; Reeves, M. ; Malina, R., « Effect of physical education and activity levels on academic achievement in children », *Medicine and Science in Sports and Exercise*, p. 38, 2006.

Direction de la santé publique et Kino-Québec, *Proposition du directeur de santé publique au milieu scolaire pour contrer le désengagement des jeunes face à la pratique d'activités physiques*, Gouvernement du Québec, Secrétariat au loisir et au sport, 2001.

Fjørtoft, Ingunn et Sageie, Jostein, «The Natural Environment as a Playground for Children, Landscape description, landscape analyses and suitability criteria for natural playscapes», *Landscape and Urban Planning*, 2004.

Gardner, Dan, *Risk, The Science and Politics of Fear*, McLelland & Stewart, 2008.

Guertin, M., *An examination of the effect of a comprehensive school health model on academic achievement – The effect of living school on EQAO test scores*, University of Toronto, 2007.

Henry J. Kaiser Family Foundation et Children's Digital Media Centers, *Zero to Six: Electronic Media in the Lives of Infants, Toddlers and Preschoolers*, automne 2003.

Laberge, Benoit; Boudreault, Diane; Dumont, Édith et autres (Kino-Québec), *Mieux vivre ensemble dans la cour d'école*, Direction de la santé publique, de la planification et de l'évaluation, Régie régionale de la santé et des services sociaux de la Chaudière-Appalaches, 1999.

M. Barros, Romina, M. D.; J. Silver, Ellen, PhD; E. K. Stein, Ruth, MD, «School Recess and Group Classroom Behavior», *Pediatrics*, Vol. 123, n° 2, p. 431-436, février 2009.

McCargar, Linda; Plotnikoff, Ron ; Raine, Kim ; Spence, John ; Schwartz, Margaret, *Web-Survey of Physical Activity and Nutrition (Web-SPAN Data analysis)*, Promoting Optimal Weights through Ecological Research (POWER), School of Public Health, University of Alberta, 2005-2007.

Nelson, M., Gordon-Larsen, P., «Physical activity and sedentary behavior patterns are associated with selected adolescent health risk Behaviors», *Pediatrics*, p. 117, 2006.

Pellegrini, A.D. et Davis, P.D., «Relation between children's playground and classroom behaviour». *British Journal of Educational Psychology*, 1993.

R. Kellert, Stephen, *Building for Life, Designing and Understanding the Human-Nature Connection*, Island Press, 2005.

R. W. Pergams, Oliver et A. Zaradic, Patricia, «Evidence for a fundamental and pervasive shift away from nature-based recreation», *Proceedings of the National Academy of Sciences of the United States of America*, Vol. 105, n° 7, p. 2295-2300, 19 février 2008.

R. W. Pergams, Oliver et A. Zaradic, Patricia, «Videophilia: Implications for Childhood Development and Conservation», *The Journal of Developmental Processes*, Vol. 2, n° 1, printemps 2007.

Schmidt, M. E.; Pempek, T. A. et Kirkorian, H. L., «The Effects of Background Television on the Toy Play Behavior of Very Young Children», *Child Development*, Vol. 79, n° 4, juillet-août 2008.

Subrahmanyam, Kaveri, E. Kraut, Robert, M. Greenfield, Patricia, F. Gross, Elisheva, «The Impact of Home Computer Use on Children's Activities and Development», *Children and Computer Technology*, The Brookings Institution, Vol. 10, n° 2, automne/hiver 2000.

Tessier, Sophie, « Éducation à l'environnement ou l'éveil des citadins à la nature », *Franc-Vert*, hiver 2006.

Vandewater, E. A., Bickham, D. S. et Lee, J. H., « Time well spent ? Relating television use to children's free time activities », *Pediatrics*, p. 117, 2006.

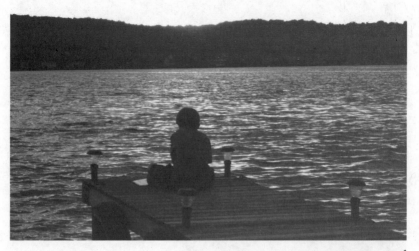

DES EFFETS SUR LA SANTÉ
DES PETITS

*Les enfants devraient vivre au grand air,
face à face avec la nature qui fortifie le corps,
qui poétise l'âme et éveille en elle une curiosité
plus précieuse pour l'éducation
que toutes les grammaires du monde.*

Alexandre Dumas
Cité dans *Le guide du chef éclaireur*

Nos enfants seront-ils tous centenaires?

S'appuyant sur l'augmentation constante de l'espérance de vie depuis le milieu du XIXe siècle, certains chercheurs prédisent que l'être humain jouira d'une espérance de vie de 100 ans d'ici quelques années.

En 1920, on donnait au nouveau-né tout près de 60 années à vivre. Aujourd'hui, on lui en donne 80, voire 83 s'il porte un bonnet rose à la naissance. En 2060, il devrait être centenaire prévoit une étude publiée en 2002 dans la revue *Science*.

Plus conservatrices, les Nations Unies évaluent que les bébés pourront espérer atteindre 100 ans autour de 2 300. La Social Security Administration, aux États-Unis, va dans le même sens, même si elle repousse encore un peu plus loin ces heureux auspices.

Mais qu'elle se réalise dans 50, 200 ou 300 ans, une chose est certaine: cette prévision s'appuie sur une amélioration constante de la santé publique au fil des décennies à venir...

Réaliste?

Plutôt naïf et complètement déconnecté, pensent de plus en plus de scientifiques, qui se dissocient complètement de ces évaluations jugées par trop optimistes. « Prédire l'espérance de vie en extrapolant le passé, cela équivaut à annoncer la météo en se basant sur celle des années passées», ironise S. Jay Olshansky du Center on Aging de l'Université de Chicago.

Avec neuf autres chercheurs, le Dr Olshansky a publié en 2005 dans le *New England Journal of Medicine* une étude qui a fait date : elle conclut que la hausse systématique de l'espérance de vie s'arrêtera net d'ici 2050. «Nous croyons qu'en raison de l'augmentation substantielle de la prévalence d'obésité et des complications qui y sont reliées tel que le diabète, l'espérance de vie pourrait se stabiliser ou même décliner d'ici la fin de la première moitié du siècle», pronostiquent les auteurs.

Ces chercheurs, comme plusieurs autres dans leur foulée, d'ailleurs, font remarquer que les modèles statistiques utilisés pour prédire une population centenaire ne prennent pas en considération l'état de santé des populations actuelles. Or, celle-ci ne va pas aussi bien que certains voudraient le croire. «Si nous n'agissons pas aujourd'hui, précise l'équipe du Dr Olshansky, les enfants des générations à venir semblent destinés à être plus gros et moins en santé que leurs parents.»

On ne parle pas ici des carences en vitamine D reliées au manque d'exposition au soleil. Plutôt d'embonpoint, d'obésité, de problèmes cardiaques et surtout, de diabète de type 2, dont la prévalence, sans être encore alarmante, obscurcit l'horizon. Surtout que cette maladie touche des personnes de plus en plus jeunes.

On parle aussi, quand on évoque la détérioration de la santé des enfants, d'asthme, d'allergies, de stress et de troubles de santé mentale. Autant de problèmes, d'ailleurs, que l'on peut relier à la sédentarité galopante des jeunes.

Un enfant qui ne joue plus dehors, qui ne fait plus d'activités physiques, a plus de risques de faire de l'embonpoint, de présenter des maladies coronariennes, d'avoir un taux de cholestérol élevé, d'avoir une densité osseuse plus faible et une tension artérielle élevée.

Mais il risque aussi, et l'on tend davantage à l'oublier, de développer ou de favoriser des problèmes de santé mentale, comme des difficultés d'adaptation au stress, des troubles de l'attention, de l'hyperactivité, de l'impulsivité, des troubles de comportement ou d'opposition.

D'ailleurs, dans leur lettre publiée en 2007 dans le *Daily Telegraph* de Londres, les quelque 270 signataires, parmi lesquels on retrouvait des experts de tous les domaines, reliaient directement «l'explosion des problèmes de santé diagnostiqués chez les enfants» à la réduction du temps passé à jouer à l'extérieur.

Lorsqu'un enfant est privé d'un élément important sur le plan émotif, il est privé, par le fait même, d'un élément qui peut le sécuriser, l'apaiser. Cela laisse des séquelles qui, à plus ou moins long terme, peuvent se traduire par de l'anxiété, des compulsions, de l'agressivité et de la détresse, avancent plusieurs chercheurs, dont le médecin Stuart Brown, fondateur de la National Institute of Play, aux États-Unis.

«Les recherches scientifiques, note-t-il, tracent un lien direct entre un déficit de jeu et certaines tendances de santé publique particulièrement inquiétantes : les statistiques dramatiques d'obésité, les 4,5 millions d'enfants à qui l'on a diagnostiqué un trouble de l'attention avec ou sans hyperactivité, l'augmentation de la dépression chez les enfants et l'augmentation des problèmes de comportement observés à l'école, notamment la violence et les problèmes d'interactions sociales.»

Sédentarité + TV = obésité

Si vous cessez de vous brosser les dents demain matin, les caries ne se formeront pas à la fin de la semaine. Même chose si vous éliminez de votre régime le lait et tous ses dérivés : vous n'aurez pas de problèmes osseux avant un bon moment.

Il en va de même pour l'obésité : vous pouvez bien vous asseoir devant la télé avec vos sacs de chips soir après soir après soir, il vous faudra un certain temps avant de constater une accumulation de graisse dans votre abdomen.

Voilà une des multiples raisons expliquant que depuis 30 ans, le taux d'embonpoint et d'obésité est plutôt stable chez les enfants de 2 à 5 ans... mais qu'il est exponentiel à partir de 6 ans.

Si bien que c'est chez les adolescents, ironiquement obsédés par leur image corporelle, que l'on observe les chiffres les plus alarmants. De 1979 à 2004, au Canada, le taux combiné d'embonpoint et d'obésité a plus que doublé chez les 12-17 ans, passant de 14 % à 29 %, selon Statistique Canada. Pis encore, leur taux d'obésité seule a triplé, grimpant de 3 % à 9 %.

Les chiffres sont tout aussi inquiétants au Québec, où l'on évaluait en 2004 que 15 % des enfants de 2 à 17 ans faisaient de l'embonpoint et qu'environ 7 % étaient obèses, d'après les données du ministère de la Santé.

Le problème n'est donc pas aussi criant qu'au sud de la frontière, où les camps d'été pour perdre du poids et les régimes pour enfants se multiplient comme des champignons. Mais la tendance semble vouloir nous mener dans cette troublante direction.

« Si la situation continue à s'aggraver, la population devra affronter, demain, de sérieux problèmes de santé », prévient le comité scientifique de Kino-Québec.

Fait troublant, ici comme aux États-Unis, vous pouvez calquer sur les courbes d'embonpoint et d'obésité les heures passées à regarder la télévision, à jouer à des jeux vidéo et à utiliser un ordinateur : vous aurez là une corrélation parfaite, une corrélation qui se poursuit même après l'adolescence.

Car ce sont les habitudes prises tôt qui influent ensuite tout au long de la croissance d'un enfant. Puis, au fur et à mesure qu'il intègre la vie adulte. Les adolescents souffrant d'un problème de poids deviennent presque assurément des adultes souffrant d'un problème de poids, soutient l'Institut de la statistique du Québec.

« Ces taux sont préoccupants, juge l'Institut, puisque l'obésité juvénile augmenterait les risques d'obésité à l'âge adulte et les problèmes qui y sont associés tels que le diabète, l'apnée du sommeil ou autres troubles respiratoires, plusieurs maladies cardiovasculaires ou certains cancers. »

Plus inquiétant encore, ces maladies de quadragénaires, voire de quinquagénaires sont de plus en plus observées chez des personnes n'ayant même pas atteint 20 ans… On ne parle donc pas de problèmes reliés à l'alcool ou à de trop nombreuses heures passées au bureau !

Kino-Québec soutient qu'aujourd'hui, la majorité des enfants présentent déjà à 12 ans au moins un facteur de risque de développer des maladies cardiovasculaires, que ce soit l'obésité, une pression artérielle élevée ou un mode de vie trop sédentaire, une carence en termes d'activités physiques ou des habitudes beaucoup trop casanières. À 12 ans !

« Sans une intervention concertée en matière de lutte à l'obésité et à la sédentarité chez les jeunes, le Québec verra bientôt ses problèmes de santé publique s'amplifier de façon considérable », estime Jean-Pierre Després, directeur de la recherche à l'Institut de cardiologie de Québec.

Cela, parce que les problèmes de poids sont trop souvent un indice de mauvaises habitudes de vie. Un jeune sédentaire a effectivement plus de risques de fumer la cigarette, de consommer de la drogue ou de présenter des idées suicidaires, révèle une étude publiée dans le *Journal of Health Education* en 1998.

Une femme qui éprouve des problèmes de poids risque d'avoir recours à des régimes draconiens et autres pratiques malsaines de perte de poids, de présenter des désordres alimentaires, de la dépression et une faible estime de soi.

À l'inverse, un enfant qui se secoue régulièrement les puces, qui a l'habitude de bouger, qui a un mode de vie actif, qui joue dehors, est plus enclin à prendre régulièrement un petit-déjeuner et à dormir un nombre d'heures adéquat chaque nuit. Une fille qui participe régulièrement à des activités physiques développe une estime de soi plus grande, une image corporelle qui la satisfait davantage, toujours selon ces mêmes études.

Évidemment, un jeune peut «mal tourner» en cours de route. Il peut être un grand sportif et soudainement, sous de mauvaises influences, se couper de toute activité physique, manifester des signes de délinquance.

Mais les études montrent que cela est rare, que la norme est plutôt à l'effet contraire: il existe un lien direct entre la pratique précoce d'activité physique, le fait de jouer souvent dehors, de se dépenser physiquement sur une base régulière, et les habitudes de vie saines que l'on adopte une fois adulte.

Une étude québécoise publiée en 1999 dans le *Medicine & Science in Sports & Exercise* est très éclairante à ce propos. Les chercheurs ont comparé deux groupes d'hommes: l'un était un groupe témoin, l'autre était composé de personnes ayant suivi 20 ans plus tôt un programme quotidien d'éducation physique à l'école primaire.

Sans surprise, ce dernier, le groupe d'adultes ayant pratiqué beaucoup de sports étant jeunes, comptait beaucoup moins de fumeurs.

Donc, non seulement le fait de ne plus bouger suffisamment, de s'enfermer quotidiennement pour fixer un écran, de ne plus jouir du temps libre nécessaire pour évacuer son trop-plein d'énergie provoque des problèmes de santé graves, cela engendre en outre des comportements qui, à leur tour, nuisent encore plus à la santé… Vicieux, le cercle, vous dites?

Le cri d'alarme des autorités et la sensibilisation croissante des populations à ce phénomène réussiront-ils à renverser la tendance? Il semble que non. Car les enfants à qui l'on a permis de réduire l'activité physique sont en train d'engendrer des adolescents qui poursuivent sur la même lancée.

«Au Québec, on constate un plafonnement et même une diminution de la pratique de l'activité physique chez les adolescents, constate le Dr Denis Drouin, du ministère de la Santé et des Services sociaux. Cela nous laisse entrevoir une augmentation de la prévalence de la sédentarité chez les jeunes pour les prochaines décennies.»

Au-delà des joues rouges...

- Masse et densité osseuses : en imposant aux os un stress mécanique important, l'activité physique a un effet favorable sur la masse et la densité osseuses, bénéfice qui semble se maintenir à l'âge adulte, même après une diminution d'activité.

- Croissance et maturation : l'activité physique assure une croissance normale.

- Masse corporelle : l'activité physique participe au contrôle de la masse corporelle et peut donc prévenir l'embonpoint et l'obésité.

- Profil lipidique : l'activité physique diminue le taux de triglycérides dans le sang, surtout lorsque l'activité physique s'accompagne d'une perte de poids.

- Pression artérielle, santé cardiovasculaire : l'activité physique améliore la pression artérielle si elle est pratiquée régulièrement ; elle diminue les risques de maladies cardiovasculaires si l'adolescent en maintient la pratique jusqu'à l'âge adulte.

- Santé mentale : l'activité physique est associée à une meilleure estime de soi et réduit l'anxiété et les symptômes de la dépression.

Source : extraits de L'activité physique, déterminant de la santé des jeunes, *avis du comité scientifique de Kino-Québec, 2000.*

Trouble de l'attention : jadis qualité, aujourd'hui défaut

À l'époque des *Filles de Caleb*, les enfants étaient appelés à marcher plusieurs kilomètres pour se rendre à l'école, à couper et corder le bois de chauffage, nourrir les animaux et s'occuper de la terre. L'énergie, la vitalité, l'impulsivité et la force constituaient alors d'immenses atouts, font remarquer la psychoéducatrice Suzanne Lavigueur et le pédiatre Claude Desjardins dans un article publié en 1999 dans la *Revue canadienne de psycho-éducation*.

Aujourd'hui, en revanche, ces mêmes qualités se transforment en défaut dans une société du savoir qui exige que l'enfant reste sagement assis comme tout le monde. Les caractéristiques et les forces de l'enfant actif ou hyperactif posent en effet problème : dans l'autobus pendant les 45 minutes du trajet vers l'école, à son pupitre pour écouter sagement le professeur, pendant l'heure du repas, et ainsi de suite jusqu'au dodo. « Quel défi de taille pour un enfant qui a un déficit d'attention/hyperactivité, écrivent les chercheurs Lavigueur et Desjardins. Le contexte urbain actuel tend à confronter davantage l'enfant à ses déficits qu'à lui donner la chance de mettre à profit ses ressources et son style actif. »

On voit ainsi comment les symptômes d'inattention, d'agitation et d'impulsivité peuvent, selon le contexte, être une bénédiction ou une plaie, être manifestes ou imperceptibles. Notre société de plus en plus sédentaire et de plus en plus allergique aux débordements des enfants agit ainsi comme une immense loupe, qui grossit ces caractéristiques personnelles.

On parle ainsi de Ritalin et de problèmes de comportement sur toutes les tribunes, comme s'il s'agissait d'une véritable épidémie, alors que dans les faits, le problème est circonscrit à un très petit groupe. À peine 3 à 5 % des enfants d'âge scolaire sont atteints d'un trouble déficitaire de l'attention avec ou sans hyperactivité, ce que les spécialistes appellent le TDAH.

On parle ici d'enfants qui présentent un trouble neuropsychologique – donc une maladie, à forte composante héréditaire – qui entraîne des conduites inadaptées au monde dans lequel ils surviennent : inattention, agitation, hyperactivité, impulsivité.

D'où la question : s'il n'y a que 3 enfants sur 100 qui sont atteints d'une telle pathologie et que, de surcroît, celle-ci est souvent léguée génétiquement, pourquoi en faire tout un plat ?

La réponse est dans l'écosystème : parce que les pédiatres, et plus largement les parents et les intervenants sociaux semblent avoir de plus en plus de difficulté à distinguer les enfants simplement turbulents des réels cas pathologiques.

« On diagnostique plus facilement l'hyperactivité chez les enfants, explique Louise Séguin, chercheure au sein du Groupe de recherche interdisciplinaire en santé, médecine sociale et préventive de l'Université de Montréal. Cela tient à une meilleure connaissance du phénomène, mais peut-être aussi à une moins grande tolérance de notre société quant à ces comportements. »

Autrement dit, nous avons collectivement la mèche de plus en plus courte. Nous tolérons moins que les enfants sortent du rang, qu'ils fassent du bruit au restaurant, qu'ils s'agitent au centre commercial, qu'ils dérangent en classe. Nous les souhaitons convergents, pas dissidents, voire pas trop trop créatifs.

On voit ainsi plus de troubles de comportement qu'il y en a réellement, comme parent, mais aussi comme expert de la santé. Certains prétendent, comme le professeur de psychologie de Harvard William Pollack, grand spécialiste de la question, que la moitié des diagnostics de TDAH sont tout simplement erronés.

D'ailleurs, une mère rencontrée pendant la rédaction de ce livre m'a confié qu'un médecin ayant examiné son enfant avait établi un diagnostic de TDAH aussi vite qu'il l'aurait fait pour une banale otite, en quelques minutes à peine. Troublant.

Or, « tout ce qui bouge n'est pas un TDAH ! », résume avec justesse le Collège des médecins.

Fait peu connu, l'ordre des médecins recommande à ses membres de faire preuve de prudence avant de décréter l'existence d'un TDAH : une démarche s'étalant sur plusieurs rencontres et dans au moins deux milieux différents doit être rigoureusement suivie et respectée avant d'assommer le parent avec un diagnostic aussi grave. On en appelle aux évaluations complémentaires des psychologues ou des grilles de mesure des comportements à l'école ou à la maison.

Et pourtant, le nombre de TDAH diagnostiqué augmente d'année en année, même s'il ne s'agit pas d'une maladie contagieuse. Il en va de même avec les ordonnances de Ritalin ou d'autres phénostimulants plus ou moins apparentés, ces petites pilules qui calment autant les enfants malades que les enfants indisciplinés.

Au Québec, où peu de données sont disponibles sur les psychosti-mulants, une évaluation datant de 2001 précisait que le nombre d'or-donnances de Ritalin exécutées par les pharmaciens a plus que triplé entre 1993 et 1999, passant d'environ 68 000 à 215 000.

Un diagnostic, trois phases

Selon le Collège des médecins et l'Ordre des psychologues du Québec, un nombre grandissant d'enfants et, plus récemment, d'adolescents et même d'adultes portent une étiquette de TDAH « à cause de la grande variabilité dans l'utilisation des critères diagnostiques ».

Les deux organisations proposent donc à leurs membres un processus d'évaluation en trois phases :

Phase 1
l'accueil de la demande et du demandeur (parents, enseignant, jeune)

La première phase consiste en une entrevue ouverte au cours de la-quelle le parent, l'enseignant, l'enfant ou l'adolescent parle spontané-ment au médecin ou au psychologue de la situation. Il est important d'entendre le demandeur parler dans ses propres mots des difficultés observées ou vécues et de tenter de saisir, au-delà des mots, la réalité de la famille, de la classe, de l'enfant ou de l'adolescent.

C'est le moment privilégié de créer un lien de confiance solide qui fa-cilite la collecte d'informations et qui permet d'avoir l'heure juste au sujet de la situation. Au terme de cette première phase, le médecin ou le psychologue devrait être en mesure de formuler la base des hypothèses qui expliquent les difficultés de l'enfant ou de l'adolescent. Ces hypo-thèses orienteront la suite de son travail.

Phase 2
la collecte structurée des informations

Au cours de la deuxième phase, le médecin ou le psychologue documente les différentes hypothèses préalablement formulées à partir de la réalité de l'enfant ou de l'adolescent concerné en diversifiant les sources d'informations. Au terme de cette deuxième phase, le médecin ou le psychologue ne devrait retenir que les hypothèses les plus plausibles.

Phase 3
la confirmation des hypothèses

La troisième phase consiste en l'évaluation approfondie de certains aspects qui confirment le diagnostic et la spécificité du trouble. On vise alors à préciser et à quantifier certains aspects des comportements perturbateurs : la persistance, la constance, la fréquence et l'intensité.

Ces informations doivent être recueillies de façon complémentaire par le médecin (examens médicaux spécifiques) et par le psychologue (évaluation psychologique et psychométrique, observation systématique).

Ces informations permettent de mesurer l'importance de la mésadaptation ou des difficultés de l'enfant par rapport à la moyenne des jeunes de son âge. Elles fournissent également des renseignements précis sur son processus d'apprentissage de même que sur ses forces et ses faiblesses, guidant ainsi les interventions envisagées.

Source : « Le trouble déficit de l'attention/hyperactivité et l'usage de stimulants du système nerveux central », *Lignes directrices du Collège des médecins du Québec et de l'Ordre des psychologues du Québec, septembre 2001.*

Pourquoi autant de troubles de l'attention ?

Comment expliquer qu'autant d'enfants, à tort ou à raison, aient besoin de psychostimulants ?

Les raisons évoquées par les experts sont nombreuses (la maladie, sa reconnaissance, la prématurité, l'abandon précoce, la malnutrition, etc.), mais deux d'entre elles attirent davantage notre attention : la pression à la performance et l'absence d'activités à l'extérieur.

« Les facteurs sociaux seuls ou les tensions environnementales ne peuvent être retenus comme une cause du TDAH mais peuvent précipiter, aggraver la situation ou contribuer à sa persistance », précise à ce sujet le Collège des médecins. Autrement dit, le terrain génétique est là, mais l'environnement s'occupe de la floraison, ou non.

La pression à la performance imposée par les parents, dont nous évoquions le fléau dans le précédent chapitre, n'est en effet pas étrangère au développement des troubles de l'attention.

Ils sont en effet nombreux à croire que les enfants peinent à supporter cette charge que l'on dépose sur leurs épaules. D'autant que cette pression s'accompagne d'attentes, trop souvent difficiles à combler.

« L'enfant subit une injonction à la performance, en étant de plus en plus précocement programmé pour une certaine réussite sociale et scolaire », déplore ainsi Laurence Gavarini, dans *L'enfant et les déterminismes aujourd'hui*.

La professeure en science de l'éducation de l'Université de Paris 8 déplore la vogue des « EIP », cet acronyme très franco-français signifiant « enfant intellectuellement précoce ». Elle n'hésite pas à tracer un lien entre cette compétitivité entretenue dès le plus jeune âge et le développement de l'hyperactivité et des troubles de l'attention.

À cette performance à tout prix s'ajoute un autre élément expliquant l'augmentation des troubles du comportement. Il s'agit du contact ludique des enfants avec la nature… ou plutôt, de son absence.

Depuis quelques années, en effet, les études qui font un lien entre le manque d'activités extérieures et les troubles pédopsychiatriques comme les déficits d'attention se multiplient de manière surprenante.

À commencer par cette étude, menée sur des rats de laboratoire par le chercheur en neuroscience Jaak Panksepp, qui rappelle celle du Dr Pellis évoquée plus tôt. Avec son équipe, le Dr Panksepp a décidé de modifier le cerveau des petits rongeurs afin qu'ils soient artificiellement atteints de troubles de l'attention.

Au fur et à mesure des expérimentations, le groupe de chercheurs a constaté que le jeu avait un effet important sur les rats dont le cerveau avait été modifié. Il a ainsi observé qu'en accordant une heure de jeu supplémentaire par jour à ces derniers, leurs symptômes de TDAH diminuaient par rapport aux autres rongeurs.

Intéressant, n'est-ce pas? Le seul fait de jouer, de s'amuser librement réduisait de manière importante leurs troubles du comportement. Cela peut-il se transposer chez les humains, chez les enfants? Oui, répondent en chœur plusieurs études publiées ces dernières années sur le sujet.

Lors de deux études similaires menées auprès d'enfants de 7 à 12 ans à qui l'on a diagnostiqué un TDAH, les parents ont évalué l'impact d'une série d'activités sur les symptômes de leur enfant.

Résultat double, confirmé autant dans *Environment and Behavior* en 2001 que dans l'*American Journal of Public Health* en 2004 : les symptômes étaient moins sévères lorsque les enfants participaient à une activité extérieure ; ils déclinaient également avec la proportion de «verdure» observée dans l'environnement où se déroulait l'activité.

Rien de bien sorcier, car cela confirme ce que les parents d'enfants agités ont déjà constaté pendant les vacances estivales : les activités en plein air réduisent de façon marquée l'ensemble des symptômes liés aux troubles de l'attention et à l'hyperactivité de leurs rejetons.

Ce n'est pas qu'une impression, précise le tandem américain composé de Frances E. Kuo et Andrea Faber Taylor. Les deux chercheures ont en effet vérifié sur le terrain la validité de ces observations en faisant une expérimentation d'une simplicité inouïe, dont les résultats ont été publiés en 2009 dans *Journal of Attention Disorders*.

Elles ont demandé à des enfants atteints de TDAH et non médicamentés de faire une promenade dans trois environnements différents pendant 20 minutes. Résultat : la sévérité des symptômes était moins grande dans le plus « vert » des parcours.

Plus intéressant encore, la nature avait le même effet qu'un comprimé de Ritalin…

« Nous avons calculé l'effet de la marche dans la nature et nous l'avons comparé à l'effet de la médication, explique Andrea Faber Taylor. Nous avons été surprises de constater qu'une dose de nature avait le même effet, sinon un effet plus grand encore qu'une dose de médication. »

Laissons les enfants jouer

« Nous pensons qu'un facteur primordial de [l'explosion des problèmes de santé diagnostiqués chez les enfants] est le déclin marqué du jeu depuis 15 ans. Le jeu – particulièrement à l'extérieur, non structuré et peu surveillé – est vital dans le développement de la santé et du bien-être des enfants.

« Cela développe leur motricité et leur contrôle, leur fournit des occasions concrètes d'interagir et de mieux comprendre le monde, d'aiguiser leurs compétences sociales (se faire des amis et les conserver, affronter les problèmes, travailler en collaboration), de nourrir leur créativité et leur résilience émotionnelle. […]

« Plusieurs aspects de la vie moderne semblent avoir effrité le jeu chez l'enfant. Entre autres : augmentation du trafic automobile et donc aspect non sécuritaire des secteurs résidentiels ; grande disponibilité et instantanéité des loisirs sédentaires, dont plusieurs créent une dépendance ; commercialisation agressive de jouets hyper élaborés, qui semblent miner le jeu créatif ; anxiété des parents et peur des étrangers, qui incitent les enfants à demeurer à l'intérieur. […] »

Source : Extrait de la lettre signée par 270 experts de tous horizons, Let our children play, *The Daily Telegraph, 10 septembre 2007.*

Des enfants stressés? Oui et non...

Rentrée scolaire 2009. Des journalistes de Radio-Canada se rendent dans une cour d'école pour recueillir les réactions des élèves: à la fois déçus et excités, répondent-ils en chœur. Rien d'étonnant... sauf si vous prêtiez attention à l'utilisation du mot «stress».

«Je suis un peu stressé», disait l'un. «La rentrée, c'est toujours stressant», disait l'autre. «Stress, stress, stress», les enfants présentés au Téléjournal de 22 heures semblaient tous avoir ce mot à la bouche... alors qu'ils n'avaient pas plus de 6 ou 7 ans!

C'est vrai, direz-vous, l'ensemble de la société étant plus stressée que jamais. Environ 80 % des Canadiens se sentent en effet bousculés plusieurs fois par semaine, selon un rapport de Statistique Canada daté de 2002, des données similaires à ce que l'on retrouve un peu partout en Occident.

Le phénomène est à ce point répandu que la dépression en lien avec le stress deviendra, d'ici une décennie, la deuxième cause d'invalidité dans le monde, prédit l'Organisation mondiale de la santé.

Nos enfants seraient-ils tout simplement emportés, eux aussi, par cette vague de stress déferlante? «Je ne suis pas prête à dire que les enfants d'aujourd'hui sont plus stressés», soutient la directrice du Centre d'études sur le stress humain, Sonia Lupien.

Pourquoi, dans ce cas, ont-ils tous ce mot à la bouche, à peine entrés au primaire? «Ils savent qu'ils sont énervés, ajoute-t-elle. Il y a 10 ans, ils auraient dit "je suis excité". Mais aujourd'hui, à force d'entendre le mot *stress* à tout vent, ils ont compris que le mot *stress* veut dire énervé.»

Si nos enfants ne sont pas vraiment plus stressés que leurs ancêtres, pas besoin de s'énerver avec le contrôle parental, la pression à la performance et l'absence de jeu à l'extérieur, donc?

Pas tout à fait.

Car le problème n'est pas que les enfants soient plus stressés qu'avant, c'est qu'ils n'évacuent plus le stress qu'ils emmagasinent, ce qui peut entraîner des problèmes de santé mentale.

Mais avant d'aller plus loin, définissons le stress, sorte de mot fourre-tout pour les enfants, mais aussi pour leurs parents. Dans le langage courant, le stress est simplement la réaction de notre corps à la pression.

Quand notre agenda déborde, quand on n'a pas le temps de tout faire, on est stressé.

Or, les recherches ont démontré que la pression n'est pas la cause du stress, mais sa conséquence. « En fait, précise Mme Lupien, pour qu'une situation soit stressante, elle doit comporter au moins l'une des trois conditions suivantes : être nouvelle, imprévisible et, de manière plus importante, la personne doit avoir l'impression qu'elle n'a pas le contrôle sur la situation. »

En ce sens, un enfant vivant à une époque où sévit la guerre risque d'être au moins aussi stressé, sinon plus qu'un enfant moderne. Même chose pour un bambin élevé au début du siècle dans une famille pauvre, qui ne mange jamais à sa faim.

Il faut donc relativiser le stress vécu par les enfants modernes… sans toutefois perdre de vue que nos petits ont bel et bien des problèmes d'une grande importance causés directement par le stress qu'ils vivent.

Le contrôle excessif des parents ainsi que la sédentarité croissante des enfants posent en effet de sérieux problèmes, explique Sonia Lupien. En protégeant nos marmots des écueils et obstacles de la vie moderne, comme le font bien des parents aujourd'hui, on diminue leur capacité de vivre avec le stress inhérent à la vie quotidienne, ce qui les rend très vulnérables.

« À force de les surprotéger, on ne développe plus leur résistance au stress, explique la scientifique. Or, comme un vaccin, le stress doit être inoculé à petites doses, sans quoi les enfants vont tomber de haut dès qu'ils sortiront du nid familial. »

Pour illustrer son propos, Mme Lupien relate les travaux menés par les chercheurs de l'Université de Stanford sur des singes. Un groupe de primates a grandi sous la protection constante de la maman, alors que dans le second, les singes vivaient un certain stress en étant séparés de leur mère quelques heures par jour pour être placés avec leurs pairs.

Les deux groupes ont grandi puis les scientifiques ont testé leur réaction au stress en laissant entrer un intrus dans leur cage. « Ils ont démontré que ceux qui avaient été inoculés jeunes étaient beaucoup moins réactifs que les autres, explique Sonia Lupien. Ils étaient capables de gérer ce *stresseur* avec moins de détresse et d'anxiété que le premier groupe. »

Autre problème majeur, les jeunes, aujourd'hui, ont de moins en moins d'occasions d'évacuer le stress, contrairement aux enfants d'autres époques. Là réside la différence, là réside le problème. Car le stress que l'on emmagasine monte directement dans le cerveau et dérègle complètement les hormones du corps qui, lui, tente de s'adapter. Cela engendre des désordres d'adaptation au stress : obésité abdominale, cholestérol élevé, diabète, etc.

« Quand on est stressé, on mobilise de l'énergie, assez pour tuer un mammouth ou s'échapper en courant s'il est trop gros, résume D^{re} Lupien. À l'époque préhistorique, on évacuait ainsi l'énergie en combattant ou en fuyant. Aujourd'hui, malheureusement, on ne bouge plus. »

Trop de stress... ou pas assez ?

Entrevue avec Sonia Lupien, directrice du Centre d'études sur le stress humain et directrice scientifique du centre de recherche Fernand-Seguin rattaché à l'Hôpital Louis-H. Lafontaine.

Quels effets le stress provoque-t-il sur la santé des enfants ?

Quand on est exposé de manière chronique à un *stresseur,* deux choses surviennent. D'abord, il y a un dérèglement, car vous ne pouvez pas demander à votre corps de produire, sur une base chronique, ces hormones de stress sans que ces dernières, à un moment donné, se mettent à se dérégler. L'adrénaline et les glucocorticoïdes seront ainsi les premières à réagir.

Et ensuite ?

Les autres hormones suivront, puisqu'elles forment une famille tricotée serrée. Donc si les premières partent, les autres suivront comme des dominos. Elles vont ainsi toutes se mettre à se dérégler et à provoquer ce qu'on appelle les désordres d'adaptation au stress. Selon vos habitudes de vie, vos gènes, vous allez développer l'un ou l'autre de ces désordres : augmentation de l'obésité abdominale, augmentation du cholestérol, développement du diabète, etc. Vous savez que c'est la première fois dans l'histoire de l'humanité que les enfants risquent de ne pas survivre à leurs parents à cause du diabète ?

Le diabète de type 2 ?

Oui. Nous faisons donc face à un grave problème. Avant, on envoyait les enfants travailler sur la ferme, ils marchaient un mille pour aller à l'école, à pied. Alors qu'aujourd'hui, l'énergie mobilisée par le stress n'est pas évacuée parce que les enfants restent assis devant un ordinateur, devant la télévision ou sur les bancs de l'école. Ils ne marchent plus non plus pour se rendre à l'école.

Quelle est la conséquence sur le plan comportemental ?

Imaginez un enfant qui se chicane avec ses parents le matin à table. Il emmagasine ainsi du stress, de l'énergie dans le ventre. Puis ses parents le conduisent à l'école en auto. L'enfant arrive ainsi à l'école, puis il s'assoit, le ventre plein de cette énergie. Or, s'il ne la perd pas, cette énergie, c'est dans le cerveau qu'elle va se retrouver, ce qui aura des effets négatifs sur sa capacité d'apprendre, de mémoriser, sur sa régulation émotionnelle. Ensuite les professeurs se demandent pourquoi les enfants pètent si souvent leur coche !

Peut-on donc faire un lien avec la hausse des problèmes de comportement ?

Personnellement, je réponds «oui, tout à fait !», il y a certainement là de l'énergie qui n'est pas évacuée.

Ceci n'est pas une carotte

Enseignante au préscolaire depuis plus de 30 ans, Martine Chatelain en a entendu des vertes et des pas mûres. Elle se souvient de cette visite dans une ferme maraîchère de la région de Québec, où un enfant de 4ᵉ année a demandé qui avait mis les œufs sous la poule… «Les enfants ne font plus le lien entre ce qui se retrouve dans leur assiette et leur provenance, souligne-t-elle. Bien des enfants ne savent pas qu'ils sont en train de manger un animal. Lors de la visite, plusieurs étaient horrifiés d'apprendre que le bacon venait du cochon et promettaient alors de ne plus jamais en manger.»

Personnellement, j'ai toujours été un peu sceptique quand on me disait que les enfants étaient à ce point déconnectés de la nature. J'ai tellement entendu souvent l'histoire de cet enfant ayant dessiné un poisson rectangulaire, pensant qu'il ne venait qu'en format *fish & chips*, que j'en suis venu à douter de cette réalité. Mais toutes les entrevues que j'ai faites le confirment: les plus jeunes ont perdu cette connaissance de base leur permettant de saisir d'où proviennent les aliments.

«Il y a une déconnexion entre les jeunes et la production de nourriture, indique Roger La Roche, ancien professeur devenu conseiller au développement durable à la Conférence régionale des élus de Laval. Il arrive régulièrement à des jeunes de 3e ou 4e année de dessiner une carotte toute petite et sans feuilles, comme on en retrouve à l'épicerie!»

Les enfants sont de plus en plus obèses à cause de leur sédentarité croissante, mais ils le sont aussi parce qu'ils mangent trop, mal ou d'une manière anarchique. Pourtant, bien peu de gens parlent de l'importance de reconnecter les enfants à la nature, à la terre, afin qu'ils développent leurs connaissances en alimentation. Les chiffres parlent d'eux-mêmes: plus de la moitié des enfants ne consomment pas suffisamment de produits laitiers, 20 % ont une consommation insuffisante de fruits et de légumes et tout près d'un enfant sur cinq, à l'âge de 4 ans, consomme chaque jour des boissons à saveur de fruits, des boissons gazeuses, voire des boissons énergétiques, indique l'Enquête de nutrition auprès des enfants québécois de 4 ans menée par l'Institut de la statistique du Québec.

On peut donc continuer à inclure dans l'agenda des petits le *Guide alimentaire canadien*, cela n'aura jamais la résonance de l'expérience réelle et concrète. De la même manière, on peut bien obliger les commissions scolaires à adopter des politiques alimentaires, celles-ci n'auront qu'un effet limité, tant et aussi longtemps que l'on ne permettra pas aux enfants de se mettre les deux mains dans la terre.

Or, cela semble de plus en plus difficile à faire en raison du recours croissant à la théorie dans les écoles, mais aussi en raison de la disparition en ville des lieux animaliers et potagers, du moins à Montréal, autant de sujets ignorés par le *Plan d'action gouvernemental de promotion des saines habitudes de vie et de prévention des problèmes reliés au poids 2006-2012.*

Si les Montréalais résidant autour du Parc La Fontaine pouvaient se réveiller au cri des éléphants, il y a quelques années, force est de constater qu'il n'y a plus d'endroit où nouer, aujourd'hui, un contact avec les animaux. Les fermes ont toutes plié bagage et les cirques ne font plus appel aux animaux. De la nature dressée, on est passé sans s'en rendre compte à la nature absente.

Il en va de même avec les fruits et les légumes, qui ne poussent plus que dans quelques potagers communautaires à Montréal. Bien qu'une figure aussi reconnue qu'Alice Waters, pasionaria du *slow* et du *local food*, milite depuis des décennies pour que les écoles intègrent des potagers sur leur terrain, cela est rarissime, autant aux États-Unis qu'au Québec.

Tout aussi rarissimes sont les jardins sur balcon, ces petits potagers urbains directement accessibles de la maison. Bien des parents, et donc leurs enfants, ne participeront pas à un jardin communautaire en raison d'un manque de temps. Or, les jardinets urbains, en pots, rendent accessible à tous ce lien avec la terre.

«Pour parvenir à améliorer de façon durable les habitudes alimentaires des jeunes et de leur famille, souligne d'ailleurs le gouvernement québécois dans son plan d'action en la matière, il faut faire en sorte que les milieux de vie facilitent les choix alimentaires sains.»

Tout cela témoigne d'une déconnexion forcée, imposée par l'école, les parents, les horaires de fou, du monde dans lequel grandissent les enfants. «Et pas seulement en ville, précise Roger La Roche. On retrouve en milieu rural des enfants qui sont en surplus de nature, mais qui ne la voient pas plus. Car le contact seul ne suffit pas, il faut expliquer aux enfants ce qu'ils voient, ce qu'ils touchent, ce qu'ils expérimentent. C'est ça qui manque actuellement.»

L'agriculture urbaine, pourquoi?

«L'agriculture urbaine consiste à cultiver des plantes, des arbres fruitiers, des herbes médicinales et aromatiques, ainsi qu'à élever des animaux dans les villes afin de faciliter l'accès à la nourriture et de générer des revenus chez les ménages résidant en ville.»

«Dans les années 1990, plus de 800 millions de personnes dans le monde prenaient part à l'agriculture urbaine. La nourriture cultivée dans les villes correspondait à 15-20 % de la nourriture mangée par la population mondiale.»

«Tandis que dans les centres urbains des pays à faibles revenus, l'agriculture urbaine est répandue, dans les villes occidentales, il y a place à l'avancement en ce qui a trait aux initiatives liées à la production alimentaire.

«Grâce aux initiatives d'agriculture urbaine, les gens apprennent à cultiver leur nourriture et à créer différentes structures au sein desquelles les activités agricoles s'inscrivent à plus petite échelle et plus près des gens.

«Il y a, un peu partout dans le monde, un manque ou une perte de savoir relative au jardinage alimentaire. En effet, bien des gens ne savent pas comment faire pousser leurs propres aliments. Ils ne savent pas non plus d'où ceux-ci proviennent ni dans quelles conditions ils ont poussé.

«Ceci est largement dû à un éloignement des fermes familiales et à une prépondérance de l'agriculture industrielle. En apprenant comment faire pousser leurs aliments, les gens deviennent moins dépendants des fruits et légumes provenant de fermes industrielles, de banques alimentaires ou de programmes d'aide alimentaire.»

Source: Extrait de Des racines autour du monde, *Un guide pédagogique sur l'agriculture urbaine: 1er, 2e et 3e cycles du primaire, publié par Alternatives / projet Des jardins sur les toits, 2009.*

Bibliographie

Brown, Stuart, *Play: How it Shapes the Brain, Opens the Imagination, and Invigorate the Soul*, Avery, 2009.

Cheng, A. W.; Miller, M. L.; Morris, M.; Schultz, J. P.; Skirvin, J. P.; Walder, D. P.; «A stochastic model of the long range financial status of the OASDI program», *Actuarial study no. 117*. Baltimore, Social Security Administration, 2004.

Department of Economic and Social Affairs. *World population to 2300*. New York: United Nations, 2004.

Desrosiers, Hélène, Dumitru, Valeriu et Dubois, Lise, «Le surplus de poids chez les enfants de 4 à 7 ans: des cibles pour l'action», Institut de la statistique du Québec, Vol. 4, Fascicule 3, janvier 2009.

Desrosiers, H. et al. (sous la dir. de) *Enquête de nutrition auprès des enfants québécois de 4 ans*, Québec, Institut de la statistique du Québec, collection «Santé et Bien-être», 2005.

Gavarini, Laurence, «L'enfant et les déterminismes aujourd'hui», in Sirota, R. (dir.), *Eléments pour une sociologie de l'enfance*, Presses universitaires de Rennes, 2006.

Kuo, Frances E., et Faber Taylor, Andrea, «A Potential Natural Treatment for Attention-Deficit/Hyperactivity Disorder: Evidence From a National Study», *American Journal of Public Health*, Vol. 94, n° 9, p.1580-1586, 2004.

Kuo, Frances E., et Faber Taylor, Andrea, «Children With Attention Deficits Concentrate Better After Walk in the Park», *Journal of Attention Disorders*, Vol. 12, n° 5, p. 402-409, 2009.

Lachance, Brigitte, Pageau, Martine et Roy, Sylvie, *Investir pour l'avenir: Plan d'action gouvernemental de promotion des saines habitudes de vie et de prévention des problèmes reliés au poids 2006-2012*, Ministère de la Santé et des Services sociaux du Québec, 2006.

Lavigueur, Suzanne et Desjardins, Claude, « Une approche globale du déficit d'attention/hyperactivité : analyse systémique et intervention multimodale », *Revue canadienne de psycho-éducation*, Vol. 28, n° 2, p. 141-161, 1999.

Le trouble déficit de l'attention/hyperactivité et l'usage de stimulants du système nerveux central, Lignes directrices du Collège des médecins du Québec et de l'Ordre des psychologues du Québec, septembre 2001.

Œppen, Jim et W. Vaupel, James, « Broken limits to life expectancy », *Science*, Vol. 296. N° 5570, p. 1029-1031, 10 Mai 2002.

Olshansky, S. Jay, Ph.D. ; J. Passaro, Douglas, M.D. ; C. Hershow, Ronald, M.D. ; Layden, Jennifer, M.P.H. ; A. Carnes, Bruce, Ph.D. ; Brody, Jacob, M.D. ; Hayflick, Leonard, Ph.D. ; N. Butler, Robert, M.D. ; B. Allison, David, Ph.D. et S. Ludwig, David, M.D., Ph.D., « A Potential Decline in Life Expectancy in the United States in the 21st Century, » *The New England Journal of Medicine*, 17 mars 2005.

Page, R. M.; Hammermeister, J.; Scanlan, A. et Gilbert, L., « Is school sports participation a protective factor against adolescent health risk behaviors? » *Journal of Health Education*, p. 186-192, 1998.

Shields, Margot, « Obésité mesurée : L'embonpoint chez les enfants et les adolescents au Canada », *Résultat de l'Enquête sur la santé dans les collectivités canadiennes*, 2007.

Taylor, A. F., Kuo, F. E. et Sullivan, W. C., « Coping with add - The surprising connection to green play settings », *Environment and Behavior*, Vol. 33, n° 1, p. 54-77, 2001.

Trudeau, F., Laurencelle, L., Tremblay, J., Rajic, M. et Shephard, R.J., « Daily primary school physical education : effects on physical activity during adult life », *Medicine and Science in Sports and Exercise*, p.111-117, 1999.

Williams, Clara, « Temps ou argent ? Comment les Canadiens à revenu élevé et à faible revenu occupent leur temps », *Tendances sociales canadiennes*, Statistique Canada, été 2002.

World Health Organization, Mental Health - Depression, http://www.who.int/mental_health/management/depression/definition/en/ [Consulté le 1er février 2010].

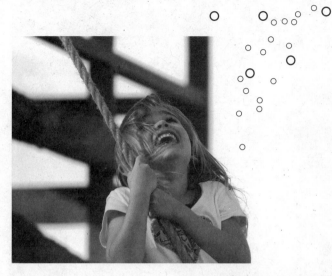

10 IDÉES POUR FAIRE MENTIR LA TENDANCE

*L'espoir de l'avenir, il est dans la nature
et dans les hommes qui restent fidèles à la nature.*

Félix-Antoine Savard
Le Barachois

Il y a 100 ans naissait le mouvement scout. D'un simple rassemble-ment ponctuel d'une vingtaine de garçons sur l'île de Brownsea, le mouvement a pris son envol de manière fulgurante pour devenir, dès le début des années 1920, une énorme machine comptant un million de membres.

La rapide popularité des scouts, en Grande-Bretagne puis dans le reste du monde, s'explique alors par les carences d'une époque qui ne se modernisait pas aussi vite que certains le voulaient. « Il y avait alors un désœuvrement de la jeunesse, un manque de défis, de responsabilisa-tion et une école qui ne répondait pas aux besoins du jeune », rappelle Claude Corbeil, de l'Association des scouts du Canada.

Le monde a changé depuis, il est vrai. Mais en même temps, l'histoire semble vouloir se répéter, car aujourd'hui encore, les jeunes se cher-chent, décrochent, se déresponsabilisent. Ils créent des communautés sur le Web mais s'éloignent de celles qui les entourent. En raison de plusieurs facteurs contributifs, ils manifestent des troubles du com-portement, de désœuvrement; ils sont victimes de problèmes crois-sants de santé et d'apprentissage.

Il serait hasardeux, pour ne pas dire prétentieux de proposer une ré-ponse toute faite, une solution unique à cette situation complexe. Mais le rapprochement du monde extérieur, du milieu naturel dans lequel évolue depuis toujours l'être humain, est à considérer parmi d'autres remèdes. Se tremper en forêt pourrait bien avoir l'effet d'une tisane.

À la lumière des études démontrant l'importance de la nature et du jeu libre pour le sain développement physique et mental des jeunes, ce rapprochement « peut maintenant être abordé comme une véritable stratégie de santé publique ». Cette affirmation, entre guillemets, ne vient pas d'un quelconque environnementaliste, même pas d'un naturaliste, mais bien du directeur du National Center for Environmental Health des Centers for Disease Control and Prevention, le Dr Howard Frumkin. À son avis, le contact avec la nature doit être vu comme un outil de prévention médicale tant il peut apporter « des bénéfices étonnamment vastes », autant à petite échelle (des plantes sur le lieu de travail, des arbres devant l'appartement) qu'à grande échelle (un parc à proximité, un corridor végétal dans la ville, une réserve naturelle).

« Nous avons encore beaucoup à apprendre à ce sujet, ajoute-t-il, comme par exemple quel type de contacts avec la nature apportent le plus de bénéfices, quelle quantité de contacts est nécessaire et comment mesurer cela. Mais nous en savons suffisamment aujourd'hui pour agir. »

Aux États-Unis, d'ailleurs, cette idée de miser sur le retour des enfants dans la nature est prise très au sérieux, et pas seulement dans certains milieux « granos », loin de là !

Le mouvement suscité par la publication du livre *Last Child in the Woods*, du journaliste américain Richard Louv, s'est en effet répandu très rapidement à travers toutes les sphères de la société. C'est à lui que l'on doit l'expression anglaise *nature-deficit disorder*, que l'on pourrait traduire par « syndrome du déficit de nature » : les jeunes souffrent de cet éloignement avec le monde naturel et continueront à en souffrir tant et aussi longtemps que l'on ne prendra pas ce problème au sérieux.

Au début, des éducateurs et des organisations communautaires, principalement, se sont emparés des thèses de Richard Louv afin de susciter un débat au niveau local. Des groupes environnementaux ont créé de nombreux événements, comme le *Green Hour* du National Wildlife Federation, qui vise à encourager les parents à accorder à leur enfant une heure par jour de « jeux libres et non supervisés à l'extérieur ».

Se sont ajoutés d'autres programmes tout aussi intéressants, comme *Get Out More Tour* du magazine *Backpacker*, *More Kids in the Woods* du US Forest Service ou encore, *Take a Child Outside Week* des muséums naturels de la Caroline du Nord. Tous misent sur un retour à la nature par la sensibilisation à son importance et la pratique d'activités à l'extérieur.

Puis la classe politique a décidé elle aussi de s'impliquer en contribuant au développement des différents programmes et même en mettant elle-même de l'avant des initiatives encourageant les enfants à jouer dehors. Cela a permis au mouvement de prendre une ampleur réellement nationale. Deux grandes réalisations d'envergure ont ainsi émergé au cours des dernières années.

D'abord, un vaste regroupement appelé *The National Forum on Children and Nature* a été créé en 2007, dans lequel on retrouve des décideurs de tout acabit, des gouverneurs, des maires, de nombreux dirigeants de grandes entreprises et des représentants des parcs nationaux. «Le Forum, explique-t-on sur le site Web, croit que la déconnexion des enfants de la nature mine leur santé et leur bien-être, en plus de favoriser la création d'une génération de futurs adultes qui seront moins en santé, moins productifs et moins capables d'apprécier, de valoriser et de protéger les ressources naturelles du pays.»

Conséquences directes de cette initiative : une levée de fonds de 20 millions de dollars ainsi que la mise sur pied, en novembre 2008, de 30 projets-pilotes qui permettent de rapprocher les enfants des milieux naturels. «Cela est d'une importance capitale pour la santé des enfants et pour l'avenir de la planète», estime Larry Selzer, grand patron du Conservation Fund.

En parallèle, une coalition appelée *No Child Left Inside Coalition* a été créée afin d'épauler les élus qui souhaitent que les enfants soient plus souvent à l'extérieur. C'est ce qui a permis à de nombreux gouverneurs de déposer des projets de loi en ce sens dans leur État et surtout, au représentant John Sarbanes de déposer en avril 2007 le *No Child Left Inside Act*. Actuellement à l'étude au congrès américain, cette pièce législative vise l'injection de 100 millions de dollars dans le système d'éducation afin de développer massivement l'éducation à l'environnement dans les écoles publiques.

Au Québec, un tel branle-bas de combat pour développer l'éducation relative à l'environnement est moins nécessaire. Depuis la naissance de ce concept lors de la Conférence mondiale sur l'environnement de Stockholm, en 1972, les éducateurs de la province ont su le développer avec brio, entre autres par l'entremise de l'Association québécoise pour la promotion de l'éducation relative à l'environnement (AQPERE) et des Établissements verts Brundtland. On compte aujourd'hui dans la province plus de 1 200 institutions scolaires s'étant engagées à faire « des gestes concrets et continus susceptibles de contribuer à la construction d'un monde écologique, pacifique, solidaire et démocratique ».

« À n'en point douter, le Québec a été un leader dans l'institutionnalisation de l'éducation relative à l'environnement dans la décennie 1990 », estime l'historien Yves Hébert, auteur d'*Une histoire de l'écologie au Québec*.

Mais aujourd'hui, à la lumière des troublants constats que ce livre nous a permis de faire, il importe d'aller plus loin, de réorienter l'action scolaire, d'aller au-delà des initiatives gouvernementales du type « plan d'action pour un mode de vie sain ». Bref, il faut agir davantage sur le terrain que sur celui, exclusivement, des connaissances théoriques.

Voici donc dix pistes de solutions qui, à mon avis, permettraient de renverser la tendance.

1. S'attaquer à la culture du porte-à-porte

J'ai bien rigolé en prenant connaissance d'un communiqué de presse de l'Agence métropolitaine de transport de Montréal, diffusé au mois d'août 2009. On y annonçait que les enfants de moins de 12 ans pouvaient dorénavant voyager gratuitement dans les trains de banlieue. « Les enfants de 6 à 11 ans voyageant seuls doivent avoir sur eux un titre de transport valide », ajoutait-on. Or, à ma connaissance, non seulement le nombre d'enfants qui prennent le train matin et soir est négligeable, mais je n'ai jamais vu un enfant de moins de 12 ans voyager seul dans le train !

Convenons-en, l'auto est le moyen de transport privilégié par les familles, autant en ville qu'en banlieue, d'ailleurs. Avec pour résultat que les écoliers sont aujourd'hui plus habitués à se fier à leurs parents pour se mouvoir qu'à leurs propres jambes, même s'il s'agit de franchir une courte distance dans le quartier.

Ainsi est née la « backseat generation », pour reprendre l'expression de Lia Karsten, chercheure au sein de l'Amsterdam Institute for Metropolitan and International Development Studies. « Il s'agit de ces enfants qui dépendent entièrement des parents et des autos pour se déplacer, un phénomène qui atteint son paroxysme entre 6 et 8 ans, alors que de 60 à 70 % des déplacements à des fins de loisirs se font en automobile », écrivait-elle en 2006 dans la revue *Children, Youth and Environments*.

Malheureusement, les données statistiques à ce sujet sont plutôt rares au Québec. On sait que les enfants marchent de moins en moins pour se rendre à l'école, mais on n'a pas de chiffres précis permettant de quantifier la part de leurs déplacements quotidiens qui sont faits en voiture, pour aller faire des courses, voir un ami ou pratiquer des loisirs. Pour les experts, cela dit, il n'y a aucun doute que les petits Québécois sont dépendants de l'auto, comme le sont leurs parents. « La mobilité d'un élève du primaire est fortement dépendante du contrôle parental », note le groupe de recherche Ville et mobilité, de l'Université de Montréal.

Ce qui se reflète dans les chiffres : malgré un souci croissant pour l'environnement, le parc automobile québécois a explosé de 1984 à 2004, passant de 3,2 millions à 5,2 millions de véhicules, indique une étude publiée en octobre 2005. Une augmentation de 60 % attribuable en partie aux familles, qui ont plus de difficulté à se départir de la voiture.

« Nous empêchons nos enfants de marcher pour leur sécurité, ce qui les rend plus dépendants envers les adultes pour leurs déplacements et les condamne très jeune à une vie sédentaire », déplore l'épidémiologiste Marie Demers, dans *Pour une ville qui marche*. Ils ne peuvent aller à l'école, au magasin, au terrain de jeux ou chez leurs amis par leurs propres moyens. Souvent, on leur défend même de faire du vélo parce que c'est trop dangereux.»

Les enfants perdent là une occasion en or de développer leur autonomie, sans parler des effets positifs sur la santé dont ils se privent.

Le plus ironique, c'est que les adultes s'inquiètent de voir leurs enfants seuls à l'extérieur, à cause des dangers liés aux automobiles qui circulent. Ils optent donc… pour l'automobile, et augmentent par le fait même la circulation.

Il importe donc de remettre en question chacun des déplacements de ses enfants, afin de voir comment éviter qu'ils se fassent systématiquement en auto. D'autant que plusieurs études ont prouvé qu'à elle seule, la marche peut permettre d'atteindre le temps d'activités physiques recommandé par les organisations de santé publique.

En outre, l'avantage de ce moyen de transport est qu'il redonne vie aux quartiers, particulièrement en banlieue, où les rues de certaines municipalités ont des airs d'immense stationnement à ciel ouvert, sans âme qui vive.

Des enfants dépendants

Entrevue avec Paul Lewis, professeur d'urbanisme à l'Université de Montréal, membre du groupe de recherche Ville et mobilité.

Quel est le facteur qui explique le mieux la motorisation croissante des enfants ?

Sans aucun doute, c'est le fait que les parents sont en voiture. C'est difficile, dans un tel contexte, d'imaginer que les enfants du primaire ne le seront pas également. Dans le cas de l'école, c'est d'autant plus vrai que les parents reviennent aujourd'hui plus tard à la maison, ils sont pressés. Les enfants attendent donc au service de garde que leurs parents viennent les chercher. Or, si les parents vont travailler en voiture, les enfants sont pratiquement condamnés à se déplacer en voiture. Il y a en effet quelque chose d'un peu paradoxal à dire à son enfant : tu vas aller à l'école à pied, moi, je pars en auto !

Y a-t-il un lien statistique entre le moyen de transport des parents et celui des enfants ?

Effectivement, on voit clairement que les enfants qui marchent sont ceux dont les parents, ou à tout le moins un des deux parents marche, prend le vélo ou utilise les transports en commun. En revanche, quand les deux parents vont au travail en auto, la probabilité qu'un enfant marche pour aller à l'école est presque nulle. Cela, parce qu'habituellement, les horaires des parents sont synchronisés avec ceux des enfants. Donc, les parents partent le matin et disent à leur enfant : « Monte, on va te déposer à l'école, puis on va revenir te chercher ce soir. »

Comment renverser la tendance ?

Faire de la publicité auprès des enfants, ça ne suffit pas, ce que prouve la dernière campagne du ministère de la Santé basée sur le bonhomme bleu « Vas-y ». On souhaite ainsi inciter les enfants à marcher, mais en pratique, ce n'est pas l'élève qui décide de son mode de transport, c'est le parent. L'enfant est en situation de dépendance.

La solution passe donc par les parents ?

Dans le cas du primaire, c'est clair que si les parents ne valorisent pas la marche, ça va être difficile de convaincre les enfants de marcher. Il faut donc absolument développer une stratégie qui mise sur la mobilité des parents. Si les parents sont en transport collectif, on a plus de chances de voir les enfants à pied, à vélo, car le métro et l'autobus obligent à faire un bout du chemin à pied.

Se peut-il que les parents considèrent la marche comme une perte de temps ?

En effet. Les parents ne croient tout simplement pas au potentiel de la marche. Or, il y a, effectivement, un potentiel intéressant dans la marche, que ce soit comme élément d'apprentissage ou comme élément d'éducation physique.

2. Favoriser le transport actif pour se rendre à l'école

Signe des temps… La très puissante Parent Teacher Association, aux États-Unis, a récemment organisé une vente aux enchères très populaire pour ramasser des fonds : elle a fait tirer, dans plusieurs écoles, l'espace de stationnement le plus proche de la porte d'entrée, afin que parents et enfants aient l'immense privilège de ne pas marcher, matin et soir… «C'est complètement fou! s'indigne la journaliste Lenore Skenazy, auteure de *Free-Range Kids*. Les parents sont prêts à verser plus de 10 000 $ pour avoir le droit de se stationner dans l'équivalent de l'espace pour handicapés. Voilà précisément comment on traite les enfants, aujourd'hui: comme des handicapés, des invalides!»

Et la tendance n'est pas qu'américaine, loin s'en faut. Ici aussi, au pays, on constate une motorisation grandissante du transport scolaire.

Si on s'amuse à mettre bout à bout les rares recherches sur la question, on constate qu'en 1971, environ 80 % des Canadiens de 7 et 8 ans marchaient pour se rendre à l'école. Au Québec, dix-sept ans plus tard, les 5 à 13 ans ne sont plus que 34 % à marcher. Puis, en 2004, le taux des marcheurs de 6 ans chute à 14,5 %. Si l'on veut comparer des données comparables, il faut alors raccourcir la période d'observation. De 1998 à 2003, dans la région de Montréal, la part des déplacements à pied est passée de 41 % à 34 %, tandis que celle de l'automobile a grimpé de 22 à 31 %, révèle une enquête du groupe de recherche Ville et mobilité, de l'Université de Montréal.

Pourquoi donc choisir l'auto? Les raisons, outre notre dépendance à la voiture, sont nombreuses. Que l'on pense à la réduction de la densité urbaine qui éloigne ainsi les lieux visités les uns des autres, à notre gestion plus serrée du temps, à notre intolérance accrue aux hivers, ou encore à la popularité des écoles privées et aux spécialisations respectives des institutions d'enseignement à vocation particulière, qui obligent les élèves à parcourir de plus grandes distances.

Autant de raisons compréhensibles… et difficilement réversibles. Inutile, donc, de rêver à un retour aux taux des années 1950, où la marche maison-école-maison devait frôler les 100 %. Ce qui ne veut pas dire qu'il faille rester les bras croisés.

«Comme ils n'ont pas l'occasion de marcher seuls, bon nombre d'enfants ne peuvent pas explorer leur environnement et développer ainsi leur indépendance, note Marie Demers dans *Pour une ville qui marche*. N'étant pas exposés à la diversité humaine, ils n'ont guère la chance de comprendre ceux qui ne partagent pas leurs habitudes, leurs valeurs ou leur milieu social. Ils deviennent ainsi captifs de leur milieu, physiquement et psychiquement. De plus, ce mode de vie sédentaire a des répercussions directes sur leur santé et leur socialisation. »

À titre de milieu de vie privilégié des jeunes, l'école devrait donc, tout d'abord, inciter les enfants à prendre la bicyclette ou à marcher. Or, au contraire, on constate qu'un nombre croissant d'écoles interdisent carrément, pour des raisons de sécurité, les déplacements à vélo. Aberrant !

Il y a aussi les municipalités, qui doivent favoriser le recours à la marche, en reconfigurant les rues et trottoirs à proximité des écoles et en mettant de l'avant des trajets de marche. Cela, en outre, permettrait aux parents d'implanter à leur tour des circuits de marche à l'échelle des quartiers, ce que l'on appelle le « pédibus ».

Basé sur le système « *walking bus* », créé en Australie en 1991, le « pédibus » est en quelque sorte une version pédestre de l'autobus jaune : des voisins se réunissent et organisent une route qui permet à l'un d'eux (en alternance, s'ils le souhaitent) de passer prendre les enfants à pied, un à un, pour se rendre à l'école et y revenir. Les enfants du primaire, âgés de 5 à 12 ans, sont principalement visés par ce genre d'initiative. Les distances des lignes, qui peuvent réunir au maximum 10 enfants, vont de 250 mètres à 1,5 kilomètre, afin de rester à l'intérieur d'une quinzaine de minutes de marche. Aussi, on peut faire appel aux plus vieux, qui dès l'âge de 11 ou 12 ans peuvent très bien accompagner les plus petits. Quand on sait qu'au Québec, des milliers d'élèves agissent comme brigadiers scolaires, on peut croire que ce n'est pas hérétique. On peut même demander l'aide de retraités ou de jeunes, qui pourraient très bien, dès 11 ans, accompagner les plus petits. La Société canadienne du cancer travaille d'ailleurs à l'implantation de pédibus organisés par ses bénévoles.

L'idée est très en vogue en France, où il existe même une charte de qualité signée par des municipalités et des associations, afin d'insuffler à la fois une cohérence et une confiance envers l'initiative communautaire. Plus de 300 lignes quotidiennes ont ainsi été implantées. Dans le contexte de motorisation et d'individualisation croissantes, cette idée toute simple paraît révolutionnaire.

Le seuil de tolérance à la marche

Entrevue avec Paul Lewis, professeur d'urbanisme à l'Université de Montréal, membre du groupe de recherche Ville et mobilité.

Les enfants du primaire sont ceux qui marchent le plus… mais ils marchent de moins en moins.

En effet. Les enfants du primaire constituent le groupe, dans notre société, qui marche le plus pour les mouvements pendulaires, c'est-à-dire les allers et retours quotidiens de la maison vers l'école ou vers le lieu de travail. Les adultes, ça varie autour de 5 à 6 %, tandis que les enfants du primaire, c'est de l'ordre de 30 %. Mais en même temps, ces derniers marchent de moins en moins. On est passé d'une situation où à peu près tous les enfants marchaient dans les années 1970, à une situation où une minorité d'enfants marchent pour aller à l'école. Donc, c'est un déclin extrêmement important.

Qu'est-ce qui s'est passé ?

Quand j'étais jeune, mes grands frères allaient à l'école secondaire à pied ou à vélo, même si elle était située à trois ou quatre kilomètres. Aujourd'hui, on ne peut pas imaginer qu'un enfant qui va à l'école à trois kilomètres de la maison va y aller à pied, c'est impensable. Il n'y a pas un parent qui va accepter cela !

Pourquoi ?

À mon avis, et ce n'est qu'une hypothèse en l'absence de données fiables, le déclin de la marche s'est produit dans les années 1970-1980. J'ai l'impression que l'on doit cette tendance à l'arrivée du transport scolaire ainsi qu'aux premières grandes transformations démographiques qui ont vu les familles partir pour la banlieue.

Donc aujourd'hui, moins de jeunes marchent et ceux qui marchent, le font sur de moins grandes distances ?

Oui, le seuil de tolérance à la marche a grandement baissé. On constate que les distances marchées par les enfants ont diminué entre 1993 et 2003. Il y a de moins en moins d'enfants qui marchent plus de 600 à 700 mètres, alors qu'à une autre époque, le seuil était d'environ 1 kilomètre.

Y a-t-il une différence entre le primaire et le secondaire ?

Oui. Dans le cas du primaire, c'est l'automobile qui prend doucement la place de la marche, alors qu'au secondaire, c'est plutôt le transport scolaire qui remplace la marche. Cela, parce que les écoles ne sont pas localisées de la même façon dans l'espace.

3. Revoir l'aménagement des écoles et de leurs cours

Dans certains quartiers de la métropole, les cris des enfants qui s'amusent dans la cour d'école disparaissent, hélas! dès la fin des cours. En quittant l'établissement, les responsables ferment en effet les grilles afin que personne n'ait l'idée saugrenue d'aller s'y amuser…

Par contre, on n'hésite pas, au besoin, à les rouvrir pour accommoder les automobiles, se désolait la Montréalaise Anne Cormier dans une lettre envoyée à *La Presse* en 2007. «La cour est refermée aussitôt que les voitures sont sorties, c'est une cour-stationnement, écrit-elle. Les enfants, au mieux ou au pire, jouent dans la rue ou se branchent sur les jeux vidéo. De temps à autre, la police expulse ceux qui se sont risqués à sauter la clôture.»

«C'est triste, désolant et vaguement ironique, ajoute-t-elle: la commission scolaire relève du ministère de l'Éducation, du Loisir et du Sport.»

Il y a en effet quelque chose de triste avec les cours d'école, au Québec. Quand ce ne sont pas leurs grilles fermées, c'est leur état, c'est leur aménagement et c'est, principalement, leur absence de couleur. Elles sont trop souvent grises, entièrement grises d'asphalte.

Or, il y a moyen de transformer cette immense cage à poules, en commençant par la rendre plus naturelle. Du gazon, voire des roches, des plantes et des arbres peuvent faire une différence énorme lors des récréations. Non seulement tout cela égaye le paysage, ce qui est déjà énorme par rapport à l'actuelle situation, mais cela incite aussi les enfants à l'exploration, au jeu, à l'activité physique… et à la connaissance des plantes qui y poussent.

Une des plus vastes enquêtes menées à ce sujet a été réalisée à Toronto dans la foulée du verdissement de 45 cours d'écoles de tous les niveaux. La chercheuse Janet Dyment a rencontré près de 150 parents, professeurs et directeurs afin d'évaluer le plus précisément possible les effets d'une cour verte. Plus de 90 % des répondants ont soutenu que l'enthousiasme des élèves ainsi que leur intérêt pour la lecture se sont accrus lorsqu'ils ont pu apprendre en plein air. Et 70 % des professeurs interrogés ont affirmé avoir constaté une augmentation de leur motivation à enseigner lorsqu'ils étaient à l'extérieur.

« Les résultats sont très encourageants, dit l'auteure de l'étude. Les cours vertes ont influencé positivement plusieurs aspects de l'expérience éducative des élèves, notamment la lecture, les interactions sociales, la santé, la sécurité et l'intérêt pour l'environnement. »

Pas étonnant que les Établissements verts Brundtland, au Québec, encouragent leurs membres à verdir leurs cours et, ainsi, à profiter des multiples bénéfices qui accompagnent ce geste. Bénéfices qui sont exponentiels, si l'on se permet d'aller encore plus loin.

En effet, certaines écoles québécoises plus avant-gardistes ont prouvé ces dernières années que la présence de potagers, de serres, de pépinières, de plates-bandes ou encore d'infrastructures sportives originales augmente le bien-être des enfants, et, ainsi, leur comportement et leur concentration.

Pensons à la construction d'un mur d'escalade verticale, comme à l'école Bienville de Montréal-Nord, à l'achat d'une flotte de 15 vélos usagés entretenus par les élèves à l'école Charles-Bruneau de la Petite-Patrie, ou à l'implantation d'un *skate-park*, comme à l'école du Parc de Laval.

À l'école St-Yves, à Québec, on a choisi d'aménager un boisé ouvert au public sur le terrain de l'établissement, afin de développer des projets pédagogiques en lien avec la nature. En sciences, on s'adonne à l'ornithologie et on identifie les arbres. En français, on crée des projets de lecture et d'écriture sur les espèces d'arbres et sur les oiseaux saisonniers. En arts, on fabrique des nichoirs et des affiches d'interprétation, etc. « L'environnement extérieur de l'école est un lieu privilégié de développement pour les élèves et un levier important pour le développement d'une école davantage ouverte sur son quartier », explique Louise R. Lemieux, directrice.

À La Prairie, sur la Rive-Sud de Montréal, on va plus loin encore en améliorant les connaissances théoriques des enfants avec une multitude de projets tout ce qu'il y a de plus concrets. On retrouve en effet à l'école primaire Notre-Dame-Saint-Joseph des serres, quelque 2 000 pieds carrés de potagers, une pépinière de quelques centaines de plants ainsi que 5 000 pieds carrés de plates-bandes de vivaces. Autant d'éléments qui servent à développer les connaissances des enfants.

Dans cette école de 550 élèves, expliquait récemment la revue *Bio-Bulle*, les élèves de maternelle démarrent les plants et apprennent ainsi des faits en écologie. Les plus vieux s'occupent de la vente des légumes dans le sous-sol de l'école et améliorent ainsi leurs connaissances en mathématiques. D'autres utilisent des fleurs séchées dans leurs cours d'art plastique ou apprennent des choses en biologie en faisant des expériences avec des semences de tomates de la NASA.

Cela dit, il n'est pas nécessaire d'en faire autant pour reconnecter les enfants avec la nature. Un peu de vert aux dépens du gris suffit.

Gérer le vivant

Entrevue avec Roger La Roche, professeur et conseiller au développement durable à la Conférence régionale des élus de Laval.

On parle de plus en plus du verdissement des cours d'école. Cela ne prouve-t-il pas qu'on part de très, très loin ?

Dans les années 1970, on a mis des clôtures autour des écoles, on a asphalté les cours, puis on s'est dit : « *That's it !* Tout est fait ! » C'était une approche, disons, un peu industrielle. On a éliminé le boisé, on a éliminé des matériaux qui auraient pu être intéressants dans le contexte scolaire, puis on a construit de gros blocs gris avec des cours grises à côté. Donc oui, on a énormément de retard au niveau de la naturalisation des cours.

Est-ce que les écoles sont prêtes à verdir leur environnement ?

En fait, c'est étonnant à quel point elles sont prêtes à le faire. Quand on a lancé le programme de rénovation de cour, il y a quatre ans, on s'est contentés pendant la première année de faire un module de jeu et du réasphaltage. Or, cette année, sans que nous ayons à intervenir d'une quelconque manière, le gros des dépenses est lié à la renaturalisation. La logique a pris le dessus graduellement.

Comment ce changement s'est-il opéré ?

Les éducateurs et les parents, au fil des ans, ont fait le constat que la cour est un bon endroit pour faire un milieu semi-naturel, tout simplement. Si bien que cet été à Laval, entre 70 et 80 % des dépenses ont été liées à de la renaturalisation, à la création de zones d'ombre, d'agoras extérieures où les jeunes peuvent s'asseoir, jaser. Depuis deux ans, on a aussi commencé à travailler sur de la renaturalisation intérieure.

De quoi s'agit-il ?

On rentre les plantes à l'intérieur de l'école, dans le but d'améliorer la qualité de l'air, mais aussi la concentration des élèves. Par le fait même, on laisse la gestion des plantes aux jeunes, qui apprennent à gérer le vivant.

Avez-vous un exemple concret de bénéfices liés à vos initiatives ?

Oui. Il y a une belle histoire avec une classe d'enfants ayant des difficultés d'apprentissage, qui sont d'âge secondaire mais qui sont au niveau primaire. Normalement, on formait ces jeunes pour occuper des emplois non-décisionnels, comme employés chez McDo, par exemple. Or, grâce à l'initiative d'un prof, on a donné à ces jeunes la responsabilité du verdissement intérieur de l'école depuis janvier dernier. On n'a donc pas encore les résultats, mais on voit déjà des changements.

De quel type ?

Ces jeunes, plutôt que d'être considérés comme des parias, des parasites ou d'être mis de côté, se voient soudainement investis d'un rôle déterminant dans l'école. Donc, il y a là un gain en termes de confiance personnelle. Aussi, l'école est en train d'établir une coopérative pour que les jeunes puissent produire les plants et les vendre, afin de développer une habileté de gestion, ce qui n'était pas imaginable avant.

Intéressant !

Oui. Mais, ce qui est plus surprenant encore, c'est de voir le lien qu'ils ont développé avec les plantes. Ils sont capables d'en parler à n'importe qui. Ils les connaissent toutes par leur nom latin. Ils les regardent pousser, ils en sont fiers.

4. Reconnecter les professeurs avec le milieu naturel

Quand il était jeune, Tom Berryman visitait le zoo d'Orsainville, à l'occasion, avec sa classe. Il se souvient vaguement de l'autobus qui laissait les jeunes à l'entrée du zoo, des animaux en captivité et de la visite comme telle.

Mais en revanche, il a un souvenir impérissable des escapades que ces sorties éducatives lui permettaient de faire… de l'autre côté des grilles ceinturant le zoo. « Mes amis et moi, on en profitait pour se sauver. Nous sautions la clôture et arrivions dans un boisé situé tout juste à côté. Nous pouvions ainsi monter et descendre la rivière en sautant d'une roche à l'autre », raconte le chercheur en éducation relative à l'environnement.

Il se rappelle comment il devait apprendre à lire correctement les roches, estimer l'adhérence et la stabilité de celles-ci, évaluer la distance entre chacune d'elles afin de donner la bonne impulsion à la série de sauts et, ainsi, limiter la quantité d'eau qui pénétrait dans ses chaussures. « C'était un pur délice, se rappelle-t-il, faisant appel à notre esprit et à notre corps. »

Voilà ce qui manque à l'école aujourd'hui, l'apprentissage par essais et erreurs, la stimulation des sens, les occasions de toucher, de sentir, de voir de près, de goûter, de se tenir en équilibre entre deux roches à moitié immergées, d'entendre ce qui se déroule en dehors des murs de la classe.

Si Tom Berryman se souvient si bien de ses escapades en dehors du zoo, c'est qu'il les a vécues de manière tactile, vivante. Les enfants apprennent bien mieux en construisant leurs propres connaissances qu'en mémorisant bêtement les choses.

Il faut avoir des enfants aujourd'hui pour constater à quel point le travail demandé se limite souvent à remplir des cahiers et à mener des recherches sur le Web. S'il en faut, il importe aussi d'incarner le cursus, de lui donner un caractère tangible, réel. « Les yeux et la tête sont stimulés sur les bancs d'école, mais pas les autres sens. On est réellement en train d'atrophier les autres sens », se désole Alain Massé, un ancien professeur ayant récemment fondé la Forêt d'Arden, une coopérative de travailleurs ayant pour mission l'éducation relative à l'environnement.

Et ce constat, MM. Berryman et Massé ne sont pas les seuls à le faire. De nombreux éducateurs, professeurs et autres représentants du monde de l'éducation déplorent haut et fort que la classe soit aujourd'hui exclusivement orientée vers une éducation théorique. « La crise qui sévit aujourd'hui dans le système scolaire provient en grande partie du fait que les enfants n'ont plus d'expériences quotidiennes avec le monde naturel », écrivent Robin C. Moore et Herb H. Wong dans leur livre *Natural Learning, Creating Environments for Rediscovering Nature's Way of Teaching.*

On blâme le système obsédé par « le bourrage de crâne », la pression exercée par les parents pour en apprendre le plus possible en un temps déterminé, mais aussi la formation des enseignants, qui ne semblent pas avoir un intérêt débordant pour la nature. « Les éducateurs ne connaissent pas le milieu naturel, constate Roger La Roche, professeur devenu conseiller au développement durable. Si les jeunes de 10-11 ans ne sont pas capables de nommer autre chose qu'un moineau (plus souvent qu'autrement il s'agit d'un étourneau !), c'est en partie parce que le professeur n'est pas capable, lui non plus. »

D'où un nombre réduit de sorties en plein air, de classes vertes, de cours à l'extérieur. « Dans la foulée du rapport Parent dans les années 1960, ajoute Roger La Roche, on a cessé de former des individus, préférant plutôt former une masse de travail. Les notions du milieu naturel ont soudainement semblé moins utiles à ce travail, ce qui a permis de les évacuer, surtout au primaire. La connaissance des plantes, des oiseaux, des insectes, tout ça n'est donc plus vraiment présent. »

Jean Robitaille, cofondateur des Établissements verts Brundtland, est tout à fait d'accord avec le constat de son confrère, estimant aussi que les éducateurs doivent être mieux formés. Mais il ajoute qu'il faut d'abord les sensibiliser à l'importance de renouer le contact entre les enfants et leur habitat naturel. «Ce qui importe, c'est de démontrer l'intérêt pédagogique qu'il peut y avoir à créer ce contact avec la nature, précise-t-il. Qu'est-ce qu'on peut apprendre de ce contact-là? Qu'est-ce qu'on peut apprendre du groupe avec lequel on se retrouve dans une situation donnée? Le contact avec la nature va au-delà de l'enseignement académique, c'est aussi une école de vie.»

Il donne l'exemple des camps d'été, qui permettent d'évoluer à l'extérieur, mais aussi d'apprendre des gens qui nous entourent lors de ces sorties. «Les liens qui se créent ainsi peuvent être très intéressants, car il n'y a pas l'espèce de bruit de fond, la télévision, l'ordinateur. Les jeunes se retrouvent face à eux-mêmes et face à leurs pairs. Du point de vue de l'éducation, cela m'apparaît important, surtout que les familles sont de moins en moins nombreuses, que les activités en vogue sont très structurées et souvent individuelles.»

Un petit tour d'horizon des écoles québécoises, effectuée avec l'aide de Jean Robitaille, montre d'ailleurs que bon nombre de professeurs estiment que les enfants n'ont pas assez accès à la nature. Ils tentent à leur façon de créer ce lien, mais ils constatent néanmoins que leurs efforts ne sont pas suffisants. «En allant passer deux journées dans un camp en plein air, raconte Mylène Gosselin de la polyvalente Saint-Joseph, à Mont-Laurier, j'ai découvert à quel point le calme, la beauté de la nature et l'activité physique sont essentiels pour eux. Malheureusement, plusieurs enfants n'ont pas suffisamment accès à ce ressourcement.»

Pour agir, pour reconnecter les enfants avec la nature, il faut donc, aussi, reconnecter les professeurs avec le milieu naturel. D'ailleurs, c'est dans ce contexte que M. La Roche s'occupe du programme éducatif AVEC (avenir, viable, école, communauté), très populaire auprès des enseignants des commissions scolaires de Laval et de Wilfrid-Laurier. On offre des formations pour organiser des classes en plein air ou une journée de plantation, pour entretenir une cour d'école verte ou un jardin potager, etc.

Dans le même esprit, l'insectarium offre un programme appelé «Monarques sans frontière» qui permet aux éducateurs, à l'aide d'une trousse complète d'élevage de chenilles, d'apprendre aux enfants plein de choses sur le vivant, mais aussi sur la vie en général lorsqu'ils libèrent les papillons pour les laisser migrer vers le Mexique.

D'ailleurs, au Biodôme et dans les autres muséums nature de Montréal, on songe à se déplacer dans les écoles afin d'aider les jeunes à en apprendre plus sur la faune et la flore. On envisage ainsi, si les ressources sont au rendez-vous, de créer une sorte de culture de base du milieu naturel : 10 oiseaux, 10 plantes et 10 insectes qu'il faut absolument connaître, par exemple.

« En parlant avec les professeurs, on constate que malgré la réforme, ils n'ont pas encore tous les outils pour organiser eux-mêmes les projets et faire des liens entre les différentes matières, indique la directrice de l'Insectarium, Anne Charpentier. On réalise aussi qu'ils ne savent pas tous quoi faire pour créer ce contact avec la nature. Il devrait donc y avoir plus d'éducation en environnement à l'école, mais aussi plus d'outils pédagogiques en ce sens, plus d'accompagnement. »

Un réseau naturel

Entrevue avec Jean Robitaille, cofondateur des Établissements verts Brundtland et conseiller en éducation à la Centrale des syndicats du Québec (CSQ).

Aux États-Unis, les individus, éducateurs et organisations qui souhaitent reconnecter les enfants avec la nature ont l'appui du Children & Nature Network, un réseau de spécialistes de toutes sortes qui fournissent conseils, recherches et ressources. Le Québec est-il mûr pour un tel réseau ?

Possiblement. Dans les années 1970 et 1980, avec la mouvance des centres de plein air, il y a eu une période où le contact avec la nature était présent dans le discours. Mais c'est comme si, depuis, l'éducation à l'environnement avait orienté le débat vers des thèmes plus vastes comme les changements climatiques et la réduction des déchets. Parallèlement, le contact avec la nature semble être devenu moins fréquent. Il serait donc intéressant d'outiller les profs et, à mon avis, un tel réseau serait, en ce sens, le bienvenu.

Qu'est-ce qu'un tel réseau donnerait, concrètement ?

Cela permettrait de mieux outiller les profs, de les accompagner dans leur démarche et, éventuellement, de faciliter l'identification de lieux où ce contact avec la nature serait possible. Je pense que ça pourrait être quelque chose de positif.

Concrètement, un enseignant qui n'est pas spécialiste en sciences naturelles, par exemple, qu'est-ce qu'il pourrait aller chercher à travers un tel réseau ?

D'une part, de l'information, des suggestions d'activités physiques qui peuvent se faire autant dans sa classe que dans un boisé non loin. D'autre part, il pourrait aussi être mis en lien avec d'autres personnes, d'autres profs ou intervenants qui partagent ses préoccupations, par l'entremise d'ateliers de formation et de transmission d'informations sur la biodiversité, la nature, les milieux humides. Le mouvement des Établissements verts Brundtland aussi, d'ailleurs, pourrait faire cela.

Est-ce que justement ça ne serait pas une évolution naturelle, après la création des écoles vertes Brundtland, d'agir également à l'extérieur des murs de l'école, en rapprochant les jeunes avec la nature ?

Oui. Et d'ailleurs, je ne vous cache pas que nous discutons beaucoup à l'interne de la question de renouer avec la nature, surtout dans le contexte de l'Année internationale de la biodiversité, en 2010.

Est-ce qu'à l'heure actuelle, les Établissements verts Brundtland (EVB) permettent un contact plus grand entre la nature et les enfants ?

Oui, il n'y a pas de doute là-dessus. Il y a plusieurs activités qui se font dans les écoles, que ce soit sur le plan du verdissement des cours d'école, des activités de jardinage, de plantation, etc. Une bonne partie des activités du réseau tourne autour de ça. Mais à mon avis, il faut aller plus loin, il faut qu'il y ait plus de gens qui s'impliquent afin que ce ne soit pas le seul fait de quelques enseignants qui en font leur dada.

À l'heure actuelle, ne s'en tient-on pas à sensibiliser les jeunes aux problèmes environnementaux ?

Je serais tenté de dire oui. Les liens avec le milieu naturel ne sont pas nécessairement établis. On se rapproche en quelque sorte du conditionnement : fermer le robinet pour couper l'eau, réduire les déchets pour ceci et pour cela. Mais ce qui est moins présent, c'est le fait d'aller voir sur le terrain les effets de ces gestes.

5. Revoir l'aménagement des villes en fonction des enfants

Votre quartier passe-t-il le « test du *popsicle* » ?

Un enfant de 8 ans peut-il se rendre au dépanneur et acheter un *popsicle* sans avoir à traverser une rue aussi large qu'une autoroute et sans crainte d'être happé – ou du moins menacé – par une voiture roulant à plus de 70 km/h ?

Il y a de fortes chances que vous répondiez non et ce, que vous résidiez dans la grande région métropolitaine ou ailleurs au Québec. Car un peu partout, les voitures ont plus d'espace qu'elles n'en ont besoin, leur permettant ainsi de dépasser en toute impunité les vitesses permises, fussent-elles de 40 km/h. Car depuis la fin de la Seconde Guerre mondiale, les villes nord-américaines ont été pensées strictement en fonction de l'auto plutôt qu'en fonction de ses résidants.

Imaginé par des urbanistes américains, le test du *popsicle* a justement pour but de vous faire réfléchir à la place qu'occupe la voiture dans votre coin de pays. Idéalement, vous devriez pouvoir emprunter un trottoir pour vous rendre à pied, en quelques minutes, au dépanneur. Vous devriez avoir accès rapidement à des commerces de première nécessité, à des écoles, à des espaces verts. Vos enfants devraient aussi pouvoir jouer dehors sans crainte, avoir accès à un parc à proximité, être capables d'une certaine autonomie. Bref, votre quartier devrait être bâti à l'échelle humaine, que vous habitiez le Plateau Mont-Royal, Sainte-Julie, Trois-Rivières ou Gaspé.

Hélas, ce n'est que rarement le cas, d'après Avi Friedman, professeur à l'École d'architecture de l'Université McGill. Très critique du développement « tout-à-l'auto », il estime que cela a eu d'importantes conséquences sur la vie de quartier, sur les communautés, même sur le jeu des enfants. « L'aménagement urbain moderne a tout simplement tué la spontanéité du jeu », lance-t-il.

Les ruelles de Montréal ont été transformées en stationnement. Les terrains de la banlieue obligent les enfants à jouer seuls derrière les maisons. Les trottoirs ne sont plus une nécessité, dans certains coins, mais un luxe. Les automobiles roulent à des vitesses incroyables dans les rangs du Québec.

Certes, il y a un tout petit réseau de villes québécoises qui, comme Saint-Bruno et Sainte-Julie, ont reçu l'accréditation « Municipalité amie des enfants ». Toutefois, ces projets tardent à se concrétiser et les critères retenus ne sont pas très exigeants.

C'est comme si tout s'était ligué pour extirper les enfants de leur quartier, pour les convaincre qu'il vaut mieux rester à l'intérieur, où ils sont les bienvenus et où ils sont en sécurité. Il n'y a tout simplement plus d'endroits qui permettent de se salir les genoux…

« Les milieux urbains sont de plus en plus proprets, les banlieues sont de plus en plus coquettes et organisées, les terrains sont paysagés et de plus en plus petits, note le vulgarisateur scientifique Michel Lebœuf. Il n'y a plus de place pour les mauvaises herbes, encore moins pour les enfants ! »

C'est d'ailleurs une chose que j'ai constatée à la maison. Alors que les enfants raffolaient de jouer sur le terrain, à l'avant comme à l'arrière, ils ont soudainement cessé de s'y salir les mains et les genoux le jour où j'ai enlevé les roches qui ceinturaient ma plate-bande. Je voulais simplement éliminer les mauvaises herbes qui s'y concentraient, mais j'ai par le fait même retiré toutes les cachettes d'insectes. C'est un peu comme si, à mon insu, je disais aux enfants qu'ils n'avaient plus leur place là…

Or, les études montrent à quel point les enfants, lorsqu'ils ont la chance d'avoir accès à des espaces naturels autour de leur maison, les apprécient. Dans son livre *Childhood's Domain*, le professeur en architecture Robin C. Moore rapportait une observation intéressante à ce chapitre.

Lorsqu'on demandait à des enfants de 9 à 12 ans de dessiner une carte de leurs endroits préférés, 96 % de ce qui se retrouvait sur leur feuille était des lieux extérieurs. À peine quatre dessins mentionnaient des lieux intérieurs et un seul ne contenait que des espaces intérieurs.

De la même façon, une étude publiée cinq ans plus tard dans *Environment & Behavior* s'attardait aux souvenirs des adultes. Lorsqu'on leur demandait de dessiner ce qu'ils appréciaient le plus lorsqu'ils étaient jeunes, 97 % des endroits étaient extérieurs.

Il importe donc de remettre les jeunes au cœur de l'aménagement des villes et des quartiers, estiment de plus en plus de spécialistes. À la lumière des statistiques sur l'obésité, il s'agirait même d'une importante question de santé publique.

Selon l'ancien directeur de la santé publique de la Californie, le professeur de santé environnementale de l'Université de Californie Richard Joseph, les pouvoirs publics devraient réaménager les quartiers au profit des enfants, comme ils se sont attaqués au plomb dans l'essence à une autre époque.

Même son de cloche chez Kino-Québec, qui estime que «l'aménagement des milieux de vie» devrait être élevé au rang de priorité. «C'est grâce à la collaboration entre le milieu municipal et la santé publique que plusieurs maladies contagieuses, dont on mourait il n'y a pas si longtemps, sont maintenant éradiquées. Pensons au traitement de l'eau et à la gestion des déchets. Aujourd'hui, nous devons nous mobiliser pour lutter contre la sédentarité, comme d'autres ont su le faire pour contrer des maladies infectieuses.»

Une étude publiée en juin 2009 dans la revue officielle de l'American Academy of Pediatrics donne d'ailleurs raison à ceux qui souhaitent qu'on utilise l'urbanisme comme outil de santé publique. Soulignant l'importance pour les enfants de jouer dehors et de participer à des activités non structurées, les auteurs notent que cela a beaucoup à voir avec l'aménagement des quartiers, justement.

D'où l'importance d'avoir des rues où la circulation est lente, des trottoirs qui permettent le jeu, des parcs, des espaces verts, etc. Autant de choses qui, si elles ne viennent pas directement des élus municipaux, peuvent être proposées par les parents au conseil municipal, au comité de circulation, au comité d'urbanisme.

« Si nous sommes capables de construire une ville favorable aux enfants, nous aurons une ville favorable à tout le monde », lance l'ancien
maire de Bogotá, Enrique Penalosa.

Exit les trottoirs!

*Entrevue avec Avi Friedman, professeur d'architecture à McGill et
auteur de* Room for Thought: Rethinking Home and Community Design.

Y a-t-il un lien entre l'aménagement des quartiers et la sédentarité?

Absolument! D'un côté, vous avez des enfants qui avalent beaucoup trop de
calories, qui mangent mal, qui ont accès à des machines distributrices de boissons gazeuses dans les écoles. Et de l'autre, ils sont incapables de brûler ces
mêmes calories. Pourquoi? La toute première raison est liée à l'aménagement
de villes et quartiers de très faible densité. La banlieue type, aujourd'hui,
possède de quatre à sept unités par acre, autant sur la rive nord que sud de
Montréal, à Laval, Brossard, etc.

Quelles sont les conséquences de cette situation?

Elles sont nombreuses. Prenons l'école, par exemple. Elle était située, avant, au
milieu de la communauté. Si vous allez marcher sur le Plateau Mont-Royal,
vous le constaterez. Cela permettait de marcher de la maison à l'école. Aujour-
d'hui, cela se fait de moins en moins. Les enfants ne marchent plus ni ne
prennent leur vélo pour se rendre à l'école, voilà une des conséquences.

Les trottoirs disparaissent également, non?

Tout à fait. Au cours des 15 dernières années, nous avons éliminé les trottoirs.
Au Canada, de nombreux quartiers aménagés au cours des deux dernières
décennies dessinaient les rues sans trottoirs. Parfois d'un côté de la rue, souvent des deux côtés, afin de réduire les coûts. De toute façon, les gens ne
marchent plus, soutiennent les villes. Donc on réduit encore les occasions de
marche, en abandonnant le trottoir…

Et que dire de la mixité des usages, une pratique méconnue en banlieue?

Oui. Cela a un effet autant sur ce que l'on mange que sur la pratique de la
marche. Quand j'étais jeune, ma mère me donnait un sac et j'allais faire ses

emplettes. C'est terminé. Aujourd'hui, les parents montent dans leur VUS avec les enfants, ils vont chez Costco, achètent de la nourriture en grande quantité. Cela a même provoqué la fermeture des commerces de proximité qui existaient déjà.

À Montréal, ce serait les ruelles que l'on a transformées en stationnement, non ?

Oui. Il n'y a pas si longtemps, il s'agissait du lieu où se déroulait le jeu spontané. Les enfants sortaient en arrière et se retrouvaient dans la ruelle pour jouer. Cela n'existe plus. Aujourd'hui, les enfants qui veulent jouer au basketball ou au soccer doivent demander à leurs parents de les emmener dans des endroits prévus à cet effet, souvent loin de la maison. Cela a tué la spontanéité du jeu.

Comment voyez-vous cela ?

Aujourd'hui, les enfants qui veulent jouer doivent s'inscrire dans une ligue. Il y a d'ailleurs un parallèle intéressant à faire avec le hockey, un jeu auquel les jeunes Québécois s'adonnaient dans la rue ou la ruelle auparavant. Beaucoup d'excellents joueurs de la Ligne nationale ont profité de cela dans le passé. Aujourd'hui, d'où viennent les joueurs du Canadien ? De la Finlande, de la Russie, etc.

Et vous faites un lien avec le hockey bottine qui se joue moins entre voisins ?

Absolument ! Il y a beaucoup moins d'occasions de jouer au hockey spontanément, ce qui a un effet sur la qualité des joueurs. Aujourd'hui, les enfants passent beaucoup plus de temps à la maison qu'avant, avec la télévision, les jeux vidéo, l'ordinateur. Dans mon temps, c'était ennuyant de rester à l'intérieur !

6. Revoir l'aménagement des parcs et des espaces verts

Randy White est un spécialiste du loisir familial. Grand patron de White Hutchinson Leisure & Learning Group, une firme américaine de consultation et de design de modules de jeux, il fait affaire avec les municipalités qui désirent meubler les parcs sur leur territoire.

Et ce qu'il voit le désole. « Lorsque vient le temps de planifier un terrain de jeux, l'habitude est de ramasser le catalogue d'équipement, de choisir un ou deux morceaux qui semblent intéressants aux yeux d'un adulte et de les déposer simplement dans un lieu extérieur. »

Vous avez ainsi une balançoire pour se balancer, une glissoire pour glisser, un bac à sable aux dimensions limitées et un banc de parc pour le parent qui attend.

Zzzzzz…

Ennuyant, vous dites ? Tout à fait. Les enfants n'ont aucune place pour l'imagination, ne sont pas appelés à explorer quoi que ce soit, n'ont aucune surprise, ne sont pas tentés de s'inventer des jeux qui n'impliquent pas le gros tube en plastique jaune, encore moins de se mettre les deux genoux par terre et d'ouvrir les yeux sur le monde qui les entoure.

« Le design des terrains de jeux nie à l'enfant le droit à l'expérience du milieu naturel, de la végétation, des animaux, des insectes et de l'eau », déplore Randy White dans la revue *Earlychildhood NEWS*.

Et c'est sans parler des bâillements que ces espaces prétendument ludiques arrachent aux plus jeunes. Les terrains de jeux ne sont pas seulement tous bâtis sur les mêmes modèles, ils sont d'un ennui désolant pour les enfants de plus de 5 ans qui ne se sentent nullement défiés par leurs modules.

On peut blâmer le manque d'originalité des pouvoirs publics, qui ne font que répéter ce qu'ils voient dans la municipalité voisine, mais aussi la folie entourant la sécurité des enfants qui sévit aux États-Unis, d'où provient une bonne partie des modules de jeux vendus au Canada.

Cela m'a sauté aux yeux lors d'un voyage en Grèce avec mon fils, il y a quelques années. Nous sommes allés dans un parc où se trouvait une immense glissoire métallique, exactement comme celle de mon enfance. Or, ces dernières ont disparu de l'Amérique du Nord, de crainte que les enfants ne tombent de haut, au profit de minuscules glissoires en plastique…

En éliminant complètement tout risque qu'un enfant se casse un ongle, on a retiré tout ce qui pouvait servir à développer sa motricité, à confronter ses peurs, à oser aller plus loin, à braver les consignes parentales (oui, oui, cela est nécessaire!).

Certains adultes vont même jusqu'à faire pression sur leurs élus municipaux pour qu'ils éliminent certains terrains de jeux (imaginez!), niant encore plus ce besoin inné de jouer. En avril 2009, un groupe de résidants de l'Île-des-Sœurs a en effet déposé une pétition de 146 noms dans le but de faire fermer un terrain de jeux, parce qu'aux oreilles des occupants de la tour d'habitation Les sommets IV, ils rient fort, crient et font trop de bruit... Misère.

Cela ne peut qu'avoir des effets délétères chez les plus jeunes. Certains experts établissent d'ailleurs un lien entre le jeu totalement aseptisé des enfants modernes et leur envie de se dépasser plus tard par le biais de sports extrêmes et risqués. «Les enfants grandissent en voulant se jeter dans le vide depuis des plateformes parce qu'ils n'ont plus la chance d'être défiés étant jeunes», selon John McConkey, de Landscape Structures, une entreprise qui tente justement de repenser les modules de jeu.

Car force est de constater que la seule évolution qu'ont connue les terrains de jeux au cours des décennies est celle de l'hypersécurité: tout est aujourd'hui plus sécuritaire, plus petit, moins mobile, etc.

«Un terrain de jeux composé essentiellement de glissoires et de balançoires ne suscite en rien le jeu imaginaire», notait récemment dans *The Globe and Mail* Roger Hart, codirecteur du Children's Environments Research Group à la City University of New York.

Cela est d'autant plus vrai que bien des terrains de jeux sont désertés par les parents et les enfants, surtout en banlieue et en région. Les raisons sont nombreuses: l'aménagement de modules toujours plus sophistiqués dans les cours arrière, les dangers présumés du trajet vers le parc qui convainquent les parents de ne pas laisser leur enfant de 7 ans y aller seul, ou simplement... parce que les enfants n'ont plus envie d'y aller!

La solution? Réinvestir les terrains de jeux du voisinage; oser amener ses enfants dans les espaces verts sans terrain de jeux, afin qu'ils explorent autre chose qu'une glissoire longue d'un court mètre; demander aux élus municipaux d'être plus aventureux lors de l'aménagement des terrains de jeux. Et surtout, exiger que l'on repense les modules de jeu en impliquant – pourquoi pas? – les enfants.

Seul dans sa cour

Entrevue avec Avi Friedman, professeur d'architecture à McGill et auteur de Room for Thought: Rethinking Home and Community Design.

Quelle évolution les parcs ont-ils connue au cours des dernières décennies?

Les grands parcs ont remplacé les petits parcs. Quand vous vous promenez dans certains coins de Montréal, vous apercevez ces petits parcs à proximité des maisons. Certains ont un module de jeux, d'autres non. Au cours des dernières décennies, on a abandonné cette idée et on s'est mis à aménager d'immenses parcs loin des maisons. On a aussi cessé d'aménager des maisons autour des parcs, même si cela permettait aux enfants d'aller jouer et aux parents de garder un œil sur ces derniers.

Est-ce vrai qu'à une certaine époque, les cuisines des maisons étaient en avant, afin que la mère puisse à la fois faire le repas et surveiller ses petits?

Très bonne observation! Aujourd'hui, nous préférons faire les cuisines à l'arrière.

Quel impact cela a-t-il eu sur le jeu des enfants?

De plus en plus, avec la disparition des petits parcs situés à proximité, les enfants ont été obligés de jouer dans la cour arrière. En plus de réduire considérablement l'espace dans lequel l'enfant peut courir, cela a créé des problèmes sociaux, puisque les voisins ne jouent plus vraiment tous ensemble. Tout le monde est seul dans sa cour. Et les enfants jouent moins. Or le jeu est un élément essentiel à leur devenir. Les enfants ne font pas que dépenser leur trop-plein d'énergie, ils apprennent aussi à prendre des risques pour la première fois de leur vie, ils apprennent la collaboration.

Comment les architectes devraient-ils intervenir ?

Ils doivent insister pour que chaque rue ait ses trottoirs, qu'il y ait au minimum un petit parc pour chaque 20 à 30 maisons, qu'il y ait une plus grande densité de bâtiments afin de permettre l'ouverture de commerces de proximité. Je pense même qu'en parallèle, les autorités devraient mettre de l'avant des programmes pour inciter les gens à profiter des parcs, comme en Chine, par exemple. Là-bas, les villes organisent des activités dans les parcs, si bien que chaque matin dès 6 heures, les gens s'y retrouvent pour faire du tai-chi, jouer aux échecs, etc.

7. Redécouvrir les vertus du bon voisinage

J'ai un panier de basketball devant la maison. Je l'ai acheté pour mon fils, car tout ce qui peut l'encourager à faire du sport est un investissement à mes yeux.

Mais je me suis vite rendu compte que la fierté, je ne la tirais pas seulement en voyant mon garçon lancer le ballon, mais aussi quand l'ensemble des voisins s'adonnaient également au basket. Quel bonheur que de voir des jeunes se rassembler autour du panier, même quand je n'y suis pas.

Le sens du voisinage est quelque chose qui se perd. Nous sommes loin de la coopération tacite entre voisins qui permettait aux enfants de jouer dehors en toute sécurité, grâce à une supervision parentale permanente, mais subtile, comme le relatait il n'y a pas si longtemps l'humoriste Yvon Deschamps.

Les parents sont aujourd'hui à l'intérieur ou au bureau, ils profitent davantage de leur cour arrière privée que des espaces plus publics situés devant la maison, ils ont moins tendance à se fier aux voisins, qu'ils connaissent d'ailleurs moins qu'à une autre époque. Les enfants sont ainsi moins nombreux à pouvoir jouer librement dans la rue ou sur le trottoir, un phénomène accentué par la popularité du service de garde dans les écoles. Or, qui dit moins d'enfants dit... moins d'enfants encore, car il est moins tentant pour ces derniers de jouer dans le voisinage s'ils sont seuls.

Bref, l'idée de la communauté se meurt. Or, si nous souhaitons que nos enfants jouent davantage à l'extérieur, que les autos roulent moins vite dans les rues résidentielles, que le quartier soit plus sécuritaire, bref si nous voulons nous réapproprier la rue, il faut le faire en groupe, avec les voisins et amis. « Deux parents, encore moins un seul, ne peuvent pas satisfaire les besoins d'un ménage. Une communauté est aussi nécessaire pour élever un enfant et pour que les parents demeurent raisonnablement sains d'esprit et de bonne humeur », note l'urbaniste et activiste américaine Jane Jacobs dans *Dark Age Ahead*.

Sans aller aussi loin que cette auteure, qui prétend que la poursuite de la dégradation d'institutions comme la communauté nous mènera collectivement à notre perte, reconnaissons au moins que l'effritement des liens entre voisins participe à la perte d'autonomie de nos enfants, qui ne sont plus libres de leurs mouvements à l'extérieur.

Une expérimentation intéressante menée dans les années 1990 par l'auteur et enseignant américain David Sobel illustre justement l'importance du quartier dans le développement des enfants. Il a demandé à des jeunes de 5 à 11 ans d'un peu partout dans le monde de dessiner leur quartier et les endroits qu'ils considéraient importants (*special places*), avec la seule condition d'y intégrer leur propre maison, raconte-t-il dans *Children's Special Places: Exploring the Role of Forts, Dens, and Bush Houses in Middle Childhood*. Sobel a ainsi constaté que la maison était grosse et au cœur des dessins pour les enfants de 7 ans et moins, et que par la suite, plus ils avançaient en âge, plus le quartier se révélait, avec ses particularités, ses espaces accessibles, ses « *special places* ».

D'où l'importance de laisser nos enfants se promener, explorer, découvrir leur entourage, autant de choses que le retour à un voisinage plus coopératif rend possible. Il faut reprendre possession des trottoirs, des rues, des parcs, du quartier.

Dans cette veine, la journaliste américaine Lenore Skenazy a eu une idée originale qu'elle a partagée avec moi. Elle propose la création du *Bring-Your-child-To-The-Park-And-Leave-Him-There Day*. En un mot, les voisins s'organisent pour qu'une journée par semaine ou par mois, un parent reste au parc et jette un œil sur tous les enfants du voisinage. Comme dans l'ancien temps, dirait mon fils…

« C'est super *plate* ici ! »

Entrevue avec Sonia Lupien, directrice scientifique du Centre de recherche Fernand-Séguin en santé mentale, rattaché à l'Hôpital Louis-H. Lafontaine.

Pour réduire le stress des enfants, vous suggérez que les parents s'impliquent et incitent leurs enfants à jouer davantage à l'extérieur…

Oui, car à l'heure actuelle, les rues sont désertes. Les enfants ne jouent plus dehors. J'ai d'ailleurs une anecdote à ce propos. Un jour, mon mari s'est mis à travailler à la maison. Je me suis dit : enfin, nous allons avoir une plus grande qualité de vie ! Nous allons pouvoir aller chercher les enfants à l'école plus tôt. Mais je me suis trompée, c'est la pire chose qu'on pouvait faire…

Pourquoi ?

Après une courte période d'essai, mes enfants m'ont demandé de retourner au service de garde ! Dans mon temps, les rues étaient bondées d'enfants dès que l'école se terminait. Or, aujourd'hui, la majorité des enfants sont au service de garde. Quand je revenais du travail, donc, mes deux enfants étaient assis devant la télévision ou l'ordinateur, ils n'arrêtaient pas de me dire : « C'est super *plate* ici ! » J'ai alors compris pourquoi il n'y avait plus de petits prouts dans les rues.

Il faut donc trouver des façons de ramener les enfants dans la rue ?

Oui. Ça me rappelle d'ailleurs une histoire récente. Mon mari et moi avions inscrit le petit au soccer, deux fois par semaine à 17 heures. On se retrouvait donc à la course à la maison, on mangeait des saucisses sur le coin de la table, ce qui est pourri comme bouffe, pour aller faire du sport. C'était fou raide comme horaire.

Les enfants couraient plus pour se rendre au cours que pendant le cours lui-même…

Oui, et à un moment donné, j'ai fait remarquer à mon mari qu'on criait chaque fois comme des mongols après les enfants, qu'on les obligeait à mal manger, bref que la situation n'avait pas de bon sens. Il m'a répondu qu'il était important que les enfants fassent du sport, ce qui est vrai. Je me suis donc assise avec mon fils et je lui ai proposé que l'on reprenne le contrôle de tout ça.

Comment avez-vous fait cela ?

Je suis partie avec mon fils et un ballon après le souper, puis nous avons frappé à toutes les portes où il y avait des enfants en disant : « On s'en va jouer au soccer, veux-tu venir ? » On s'est retrouvés avec une demi-douzaine d'enfants et leurs papas, qui ont accepté de venir spontanément.

Il faut donc recréer des liens avec le voisinage ?

Oui, il faut revigorer la vie de quartier. Les parents doivent s'investir là-dedans et travailler avec leurs voisins. À mon avis, la seule chose qui empêche cela aujourd'hui, c'est la gêne. Or, ce n'est pas compliqué de t'arranger avec d'autres parents et d'alterner : tu t'en occupes ce soir, je le ferai demain, etc.

Les gens ont tout simplement peur de déranger, donc ?

On a l'estime de soi au tapis. Or, le meilleur « buffer » contre le stress, c'est le support social.

8. Donner l'exemple

J'avoue avoir longtemps été fâché contre ma mère, qui m'a laissé faire sans broncher lorsque j'ai exigé de quitter le mouvement scout. J'étais chez les Éclaireurs (non, je ne vous confierai pas mon nom de totem…), je n'avais pas une grande facilité avec les autres, et j'ai donc décidé d'abandonner sans plus de cérémonies.

Erreur ! Que j'ai d'ailleurs tenté de réparer des années plus tard, en réintégrant les scouts en tant qu'animateur des plus jeunes, les Castors de 7 et 8 ans. Cela m'a confirmé encore un peu plus l'importance que peut avoir ce mouvement dans la vie des enfants en leur apprenant toutes sortes de choses, dont la persévérance… qui m'a cruellement manqué étant enfant.

Les parents veulent bien faire, ils souhaitent protéger leur progéniture, lui éviter embûches et déceptions. Mais le problème, c'est qu'en même temps, ils lui évitent… embûches et déceptions. Ils l'empêchent ainsi de faire des expériences positives ailleurs qu'à la maison, pour reprendre les mots de l'orthopédagogue Marie-Claude Béliveau, dans *J'ai mal à l'école*.

D'où l'importance de pousser ses enfants, même contre leur gré parfois, mais aussi de montrer la voie, de prêcher par l'exemple. Les parents sont des entraîneurs qui doivent à la fois inciter les enfants à jouer et sauter sur le terrain pour leur montrer comment.

Il ne suffit pas de dire que les choses étaient mieux à l'époque, il faut montrer comment elles étaient.

« Les parents doivent trouver leur propre enthousiasme et découvrir la nature avec leurs enfants, estime l'auteur Richard Louv. Mes parents m'emmenaient pêcher et jamais je n'oublierai l'effet qu'avait sur moi ma mère lorsqu'elle jurait en perdant un poisson à l'eau. »

Fait intéressant, la popularité des livres *The Dangerous Book for Boys* et *The Daring Book for Girls* montre qu'il y a encore bien des parents prêts à vouloir redonner de la magie aux jeux extérieurs, à se salir les genoux en bâtissant une boîte à savon sur roues, à grimper dans les arbres, à construire des maisons en hauteur.

Mon fils me répète fréquemment comment il apprécie nos nuits passées à la belle étoile… dans la cour arrière de la maison, comment il aime se casser une branche en sillonnant les sentiers d'un parc national pour s'en faire un bâton de marche, comment il a été marqué par cette nuit passée dans une « tente-roulotte » du parc Orford.

« Pour qu'un enfant entretienne son sens inné de l'émerveillement (*sens of wonder*), il a besoin d'être accompagné par au moins un adulte avec qui le partager », écrivait la célèbre activiste Rachel Carson.

Il faut donc à la fois laisser les enfants découvrir la vie par eux-mêmes, leur permettre de développer leur autonomie, et s'impliquer pour leur permettre d'élargir leurs horizons, d'expérimenter des choses qu'ils ne verraient pas autrement.

Un bon exemple d'activité permettant à la fois à l'adulte et aux enfants de s'amuser ensemble, tout en découvrant le milieu naturel, est le « geocaching ». Sorte de course aux trésors en plein air, ce jeu emprunte au jeu de cache-cache autant qu'à l'orientation et à la randonnée pédestre.

Armé d'un GPS, vous devez trouver une cache grâce aux coordonnées que vous avez préalablement trouvées sur Internet. Vous tentez ainsi, avec vos enfants, de découvrir le trésor qu'un géocacheur a dissimulé dans un endroit difficile d'accès.

On peut aussi acheter une caméra jetable à chaque membre de la famille et organiser une sorte de concours de photographies sur la nature. L'école secondaire Joliette High School a tenté la chose, à plus grande échelle évidemment, avec succès. Cela amène les jeunes, très technophiles, à regarder avec un œil nouveau la nature qui les entoure. « Les résultats sont phénoménaux, les photos magnifiques et la sensibilisation à l'environnement remarquable », s'enthousiasme l'organisatrice du projet, Lynda Généreux.

Mais peu importe l'activité, l'idée est de stimuler l'intérêt que vos enfants peuvent développer pour la nature, pour le loisir extérieur. Vous pouvez aider les jeunes à produire un journal de nature, les emmener dans un muséum nature, les inciter à faire sécher des feuilles dans un immense cahier, vous impliquer dans un organisme de naturalistes avec eux ou simplement… les inscrire chez les scouts.

Ludique, ludique, ludique

Entrevue avec Michel Lebœuf, biologiste, vulgarisateur scientifique et auteur du guide Famille Nature.

Vous visitez régulièrement des écoles pour susciter l'intérêt des élèves pour la nature. Quels conseils donnez-vous aux parents qui veulent faire la même chose avec leurs enfants ?

Tout d'abord, il faut que ce soit plaisant. Il ne faut pas que ce soit une corvée. Il ne faut surtout pas que cela ait l'air d'une classe, d'une activité pédagogique ou d'un devoir, parce qu'il est facile ainsi de les perdre. Il faut donc que ce soit ludique.

Avez-vous un exemple ?

Pour les enfants de 8 ou 9 ans à qui l'on souhaite faire découvrir les oiseaux, par exemple. On peut acheter des oiseaux de décorations de Noël puis les cacher dans le bois, à la hauteur des jeunes. Avant de s'y aventurer avec les enfants, on leur montre des images d'oiseaux, puis je leur dis qu'on va faire une course aux trésors, qu'on va aller trouver les oiseaux. Puisqu'on est certain de les trouver, c'est moins décourageant pour les enfants. Ainsi, on peut travailler sur des choses assez pointues, comme l'ornithologie, sans vraiment qu'ils s'en rendent compte. Si en plus on intègre quelques bonbons, comme une barre de chocolat qu'on n'a pas le droit de manger la plupart du temps, cela ajoute à l'aspect ludique de l'activité.

Cela ne peut pas se faire avec les enfants de tout âge, il me semble.

Vrai. Il est très important d'avoir la bonne activité de science naturelle pour le bon âge. Quand ils sont très jeunes, l'ornithologie est un peu difficile à rendre intéressante, car c'est quelque peu complexe. Mais les insectes, par contre, c'est simple et à leur hauteur. Sans rentrer dans les groupes de diptères et autres, on peut très bien créer des classifications : les insectes qui piquent, ceux qui ne piquent pas ; ceux qui ont deux ailes, ceux qui n'en ont pas.

Et avec les plus vieux ?

On peut aborder les mammifères, qui sont plus difficiles à voir. On peut ainsi chercher des traces, des indices de présence, des troncs mâchouillés par des porcs-épics ou des chevreuils, des cacas d'orignaux, etc. Un conseil que je donne souvent, c'est de varier les milieux. Si vous visitez tout le temps la même forêt, vous verrez tout le temps les mêmes choses. Vous pouvez donc aller dans la forêt, une prairie, un champ.

9. Lâcher la main de ses enfants

Bon. Malgré tout l'argent dépensé en DVD de *Bébé Einstein*, votre fiston, maintenant en 1re année, n'arrive pas à suivre le programme ? Il peine à lacer ses souliers ? À tracer un G majuscule ?

Rassurez-vous, si vous avez acheté les vidéos entre juin 2004 et septembre 2009, Walt Disney, propriétaire de la marque Baby Einstein, vous remboursera une somme de 15,99 $…

Cette décision survient après que des avocats eurent menacé d'intenter une poursuite contre la compagnie pour des pratiques jugées trompeuses. Non seulement les DVD ne donnent aucun résultat, mais ils sont aussi nocifs pour les enfants de moins de 2 ans, affirme l'American Academy of Pediatrics.

Voilà une preuve supplémentaire que l'hyperparentalité mérite bien son nom. En voulant trop bien faire, on finit par en faire trop.

D'où la naissance, pour contrer les effets de ce déficit, d'un mouvement que la journaliste américaine Lenore Skenazy a baptisé *free-range kids*, littéralement « enfants en liberté ». On préconise la fin des activités organisées, de la stimulation constante, des cours à répétition, du contrôle excessif des enfants et de leurs horaires, au profit d'une autonomie nouvelle, d'activités libres et d'un retour aux mains plongées dans la terre humide.

Ce faisant, les parents qui optent pour cette façon de faire s'efforcent de dire oui à leur enfant qui souhaite faire seul le tour du pâté de maisons, de fermer les yeux lorsqu'il salit ses vêtements, de le laisser partir en vélo à l'école. Bref, de lui permettre de vaquer, finalement, aux simples occupations des enfants, sans contraintes ni horaires.

Il n'y a là rien de contradictoire avec une plus grande implication dans le but de reconnecter son enfant à la nature, au jeu extérieur. S'impliquer, en effet, ne veut pas dire contrôler ou éliminer les écueils.

Faisons un parallèle avec le curling : vous pouvez bien montrer à votre enfant comment on lance la pierre, mais vous n'êtes pas obligé de balayer à sa place.

« Enfanter, puis aimer son enfant, c'est d'abord et avant tout lui donner un espace où il puisse se créer », souligne de belle manière le pédopsychiatre Michel Lemay.

En somme, il faut redonner à l'enfant la place qui lui revient, pas plus, pas moins. S'impliquer, l'encourager, lui apprendre à persévérer sans le tenir par la main, sans lui organiser sa vie dans les moindres détails, le pousser toujours plus dans le dos.

Un enfant résumait bien la chose dans la revue *Psychology Today* : « J'aimerais bien que mes parents aient un autre hobby que moi… »

Pour les plus jeunes, cela signifie d'accroître la liberté accordée, de le laisser jouer à sa guise, écrit le psychanalyste Bruno Bettelheim. «Il en résulte des jeux que nous ne comprenons pas ou qui peuvent même nous sembler peu judicieux puisque nous ignorons leur but, écrit-il dans *Pour être des parents acceptables*. C'est pourquoi, quand il n'y a aucun danger, il est préférable d'approuver le jeu de l'enfant et de ne pas intervenir.»

Pour les plus vieux, le même principe prévaut, moins pour l'imagination qui en résultera que pour les apprentissages de vie qui lui permettront de devenir un être humain indépendant, soit la base même de ce qu'est la parentalité. Appelons cela «l'aventure au quotidien».

Dans son livre *Free-Range Kids*, Lenore Skenazy propose même une méthode aux parents qui peinent à libérer leurs rejetons. Elle propose de traverser la rue avec son enfant sans lui tenir la main, laisser partir son enfant de 6 ans en vélo au-delà du regard parental, laisser son enfant de 9 ans revenir seul de la pharmacie, etc.

«L'autonomie des enfants est devenue un sujet tabou, croit-elle, même si le monde qui nous entoure n'est nullement plus dangereux qu'il l'était il y a 20 ou 30 ans. Le sol n'est pas plus dur qu'il l'était, l'arrêt d'autobus ne s'est pas éloigné de la maison, la criminalité a diminué. Il n'y a donc pas de raisons de traiter les enfants comme s'ils étaient plus vulnérables et sans défense que nous l'étions à leur âge.»

Ne les récompensons pas trop vite

Entrevue avec Lenore Skenazy, journaliste, blogueuse et auteure de Free-Range Kids.

Qu'est-ce qu'un parent *free-range*?

C'est un parent qui souhaite protéger son enfant non pas du monde extérieur, mais d'une vie solitaire passée à fixer un écran. C'est un parent qui minimisera les risques de son enfant de devenir obèse, non pas de marcher jusqu'à l'école. C'est un parent qui montrera à son enfant comment traverser la rue, plutôt que de le faire systématiquement avec lui, main dans la main.

C'est un parent, bref, qui permet à son enfant de devenir autonome ?

Oui, et cela passe par une plus grande liberté, des parents qui sont moins sur le dos de leurs enfants. Si on fait tout le temps leur boîte à lunch, si on organise leurs week-ends, si on leur donne un trophée chaque fois qu'ils frappent dans un ballon, si on leur dit qu'ils sont spéciaux à tout bout de champ, si on fait leurs devoirs à leur place, on ne leur rend pas service, on ne leur permet pas de prendre leur place dans le monde des adultes.

Quel est le problème à l'heure actuelle ?

Autrefois, les enfants naissaient pour aider les parents. Ils devaient nourrir les cochons, planter les semences, etc. Puis on leur a retiré toutes ces tâches pour finalement décider de tout à leur place ! Nous sommes donc à un curieux moment de l'histoire où, comme parents, nous souhaitons le meilleur à nos enfants, mais nous leur offrons le pire. Nous lançons aux enfants deux messages contradictoires : ils doivent gagner en autonomie, mais ils sont totalement dépendants de nous. Personne ne fait ça volontairement, personne ne souhaite éliminer la confiance en soi de son enfant. Mais les parents le font néanmoins. On dirait qu'ils souhaitent inculquer cette confiance de manière artificielle, en injectant un botox de confiance en soi.

C'est pourquoi, donc, vous proposez aux parents de devenir *free-range* ?

Voilà. Je propose dans mon livre des pas de bébé pour y arriver, puis des pas un peu plus grands et finalement, des pas de géant. L'idée n'est pas de donner à son enfant une lampe de poche pour qu'il se promène à 3 h du matin dans le quartier ! L'idée est davantage de faire des gestes, comme de laisser son cellulaire à la maison, de permettre à son enfant de manger une pointe de pizza de temps en temps, de dire oui à l'occasion quand son enfant demande de faire ses devoirs plus tard ou simplement d'accepter qu'il se rende seul chez son copain qui habite dans la rue d'à côté.

Les parents peuvent aussi s'organiser ensemble ?

Tout à fait. Regardez les parents quand ils attendent que les grilles de l'école ouvrent, ou que l'entraîneur de soccer arrive. Chaque enfant a son garde du corps professionnel, comme s'ils étaient tous des petits Obama. Comment se fait-il qu'il n'y ait pas un parent qui dise : « je vais surveiller les enfants, vous pouvez y aller » ? Les dangers ne sont pas assez importants pour que chaque enfant soit ainsi surveillé par un adulte ! Donnons-leur un peu de latitude, un peu d'autonomie.

10. Militer, s'impliquer, demander, exiger

Le blanc est associé depuis belle lurette à l'agent Glad. Le vert est incontestablement la couleur du Géant vert. Le rouge, celle du père Noël. Et le rose peut porter à confusion.

Le gouvernement du Québec s'est donc rabattu sur le bleu.

C'est ainsi qu'est né Vasy, personnage aussi givré que le bleu de ses collants. Vasy, que l'on a pu voir dans plusieurs messages publicitaires télévisés ainsi que dans de nombreux événements à travers la province depuis 2004, est un croisement entre un animateur scout, un schtroumpf hyperactif et Monsieur Net. Avec quelque chose de glauque qu'il partage avec le mime suranné. Pour le gouvernement, il s'agit plutôt du « G.O. qui poussera l'ensemble de la population à redécouvrir le plaisir de l'activité physique et de la saine alimentation » dans le cadre d'une très vaste campagne de santé publique.

Bougez-vous plus depuis ? Votre ville a-t-elle développé des infrastructures pour inciter vos enfants à jouer dehors ? Le transport en commun s'est-il déployé au point de vous convaincre d'abandonner l'auto ?

Pas à ma connaissance, en tout cas.

On a fait un gros spectacle avec tout ça, puis on a élaboré le Plan d'action gouvernemental de promotion des saines habitudes de vie et de prévention des problèmes reliés au poids 2006-2012, et depuis, les résultats se font toujours attendre. « Les décideurs et intervenants des milieux municipal, communautaire, associatif et scolaire doivent unir leurs efforts afin de répondre aux goûts et aux besoins des familles et leur offrir un environnement qui facilite un mode de vie physiquement actif », peut-on lire dans le plan d'action. Une phrase remplie de vérité, mais qui n'interpelle personne en particulier, qui ne donne pas d'orientations sinon vagues et générales, qui ne propose rien de concret. Bref, qui se résume en de beaux vœux pieux, avec lesquels tout le monde est d'accord, bien évidemment.

Il faut décidément aller plus loin et, pour ce faire, les parents doivent s'impliquer, exiger, militer, proposer, réclamer, participer... Ils doivent faire partie du conseil d'établissement, écrire à leurs représentants, se pointer au conseil municipal. Ils doivent s'organiser, se réunir pour exiger des élus municipaux des infrastructures, mais aussi des règlements et des programmes qui permettent davantage le jeu extérieur. Ils doivent y croire, à tout le moins essayer d'y croire. « C'est formidable lorsque les municipalités peuvent encourager le jeu actif dans leurs communautés grâce à leurs investissements dans les infrastructures sportives, mais il est tout aussi important d'abattre les barrières pour améliorer la santé des enfants, souligne l'organisme Jeunes en forme Canada. En abolissant les règlements qui limitent les jeux de balle, le hockey de rue et la planche à roulettes dans les espaces publics, on rend l'activité physique plus accessible dans le cadre de la vie quotidienne et dans le cadre de la culture et de la perception de la collectivité. »

Si en plus de se réapproprier la rue, les parents et les voisins investissent le conseil municipal, ils s'assurent d'avoir accès à des rues plus sécuritaires, à des lieux davantage conçus pour les enfants que pour la voiture. À Saint-Lambert, une poignée de résidants ont ainsi réussi récemment à faire plier le conseil municipal. Après avoir mis bien en évidence sur leur terrain des pancartes jaunes de leur cru invitant les automobilistes à ralentir pour le bien des enfants, les voisins ont commencé à affluer pour demander leur propre pancarte. En l'espace de quelques semaines, elles étaient partout en ville. Si bien que le conseil municipal a pris acte et modifié rapidement la limite de vitesse permise, la fixant enfin à 30 km/h. La même chose peut se faire pour avoir des parcs plus intéressants, pour que la Ville organise annuellement une fête du village ou encore des événements ponctuels pour les enfants.

La même chose peut se faire à différents niveaux décisionnels, voire auprès d'organisations paragouvernementales. Pourquoi ne pas demander à la Société des établissements de plein air du Québec, la SEPAQ, de créer quelques zones réservées aux enfants, où ils pourraient se délier les jambes, grimper dans les arbres, toucher à tout ? Cela doit être possible dans quelques recoins des 80 000 km² de territoires naturels qu'elle gère, non ?

Pourquoi ne pas demander au réseau des muséums naturels ou à celui des parcs nature d'organiser des événements à grands déploiements ? Pourquoi ne pas tenir une nuit de camping dans le parc Maisonneuve

ou le parc Jarry ? Les scouts l'ont bien fait lors de leur jamboree, pourquoi ne pas offrir la même chose à la population ?

Les belles orientations gouvernementales ont fait leur temps, il faut maintenant exiger des changements concrets pour le bien de nos enfants.

Bibliographie

Agence de développement de réseaux locaux de services de santé et de services sociaux. *Les impacts du transport sur la santé publique*, Vol. 8, n° 3, p. 1, octobre 2005.

Béliveau, Marie-Claude, *J'ai mal à l'école : Troubles affectifs et difficultés scolaires*, Collection de l'Hôpital Sainte-Justine pour les parents, 2003.

Berryman, Tom, « Ce que j'ai appris en me sauvant du zoo : de l'importance de la nature en éducation ». Sur la montagne (13), 1997, 5,18.

Bettelheim, Bruno, *Pour être des parents acceptables*, éditions Robert Laffont, 1988.

Bussière, Yves, Carlier, Marion, Lapierre, Lucie, Lessard, Marie, Lewis, Paul, *Analyse du système d'acteurs concernés par le transport actif des élèves des écoles primaires au Québec, Rapport scientifique présenté au Fonds québécois de la recherche sur la société et la culture pour le programme des actions concertées*, Groupe de recherche Ville et mobilité, Institut d'urbanisme de l'Université de Montréal et Institut national de santé publique du Québec, 20 juin 2008.

Carson, Rachel, *The Sense of Wonder*, Harper & Row Publishers, 1956.

C. Moore, Robin et H. Wong, Herb, *Natural Learning, Creating Environments for Rediscovering Nature's Way of Teaching*, MIG Communications, 1997.

Committee on Environmental Health, « The Built Environment : Designing Communities to Promote Physical Activity in Children », *Pediatrics (American Academy of Pediatrics)*, Vol. 123, n° 6, p. 1591-1598, juin 2009.

Cormier, Anne, « Une cour d'école cadenassée », *La Presse*, 8 septembre 2007.

Demers, Marie, *Pour une ville qui marche*, Les Éditions Écosociété, 2008.

E. Dyment, Janet, Ph.D, « Gaining Ground : The Power and Potential of School Ground Greening in the Toronto District School Board », Evergreen.ca, 2003.

Estroff Marano, Hara, « A Nation of Wimps », *Psychology Today Magazine*, novembre-décembre 2004.

Groleau, Stéphane, « Le vert de La Prairie », *Bio-Bulle*, n° 78, octobre 2007.

Hébert, Yves, *Une histoire de l'écologie au Québec : Les regards sur la nature des origines à nos jours*, Les éditions GID, 2006.

Jacobs, Jane, *Dark Age Ahead*, Random House Canada, 2004.

Karsten, Lia et van Vliet, Willem, « Increasing Children's Freedom of Movement : Introduction. », *Children, Youth and Environments*, Vol. 16, n° 1, p. 69-73, 2006.

Moore, Robin C., *Childhood's Domain : Play and Place in Child Development*, Berkeley, CA, MIG Communications, 1986.

Otis, Lyne, Clements, Carl, Boudreault, Diane et Manfredi, Silvio, *Aménageons nos milieux de vie pour nous donner le goût de bouger*, Kino-Québec, 2005.

Skenazy, Lenore, *Free-Range Kids*, Jossey-Bass, 2009.

Sobel, David, *Children's Special Places : Exploring the Role of Forts, Dens, and Bush Houses in Middle Childhood*, Wayne State University Press, 2002.

Sokoloff, Heather, « Monkey bars are so old school », *The Globe and Mail*, L3, 18 septembre 2007.

Turcotte, Martin, « Le temps passé en famille lors d'une journée de travail typique, 1986 à 2005 », *Tendances sociales canadiennes*, Statistique Canada, février 2007.

White, Randy et Stoecklin, Vicki, « Children's Outdoor Play & Learning Environments : Returning to Nature », *Earlychildhood NEWS*, mars/avril 1998.

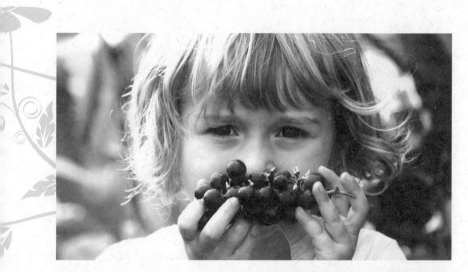

EN GUISE DE CONCLUSION

Et maintenant il ne faut pas
Quitter la nature d'un pas

Jean de La Fontaine
Lettre

Lors du 3ᵉ Congrès mondial sur l'éducation relative à l'environne-ment, qui s'est tenu à Turin en 2005, deux professeurs de l'Ouest canadien ont lancé une hypothèse qui a secoué l'assistance : serions-nous en train de créer une génération de futurs adultes qui seront moins soucieux encore de la cause environnementale que leurs prédé-cesseurs ?

Cela est-il possible ? Les enfants apprennent pourtant à fermer le robi-net en se brossant les dents et à trier matières recyclables et déchets, puis nous grondent lorsque nous ne le faisons pas. Ne sont-ils pas, au contraire, plus conscients des menaces qui pèsent sur l'environnement que nous, leurs aînés ?

Anticipant ce genre de commentaires, les professeurs Richard Kool et Elin Kelsey ont choisi d'illustrer leur propos concrètement en brandis-sant un livre entièrement écrit par des jeunes, dans la foulée du Som-met de la Terre de Rio en 1992. Intitulé *Rescue Mission Planet Earth*, cet ouvrage, contrairement à ce que son titre indique, ne chante nullement les louanges de l'environnement par une *belle jeunesse*. Il n'a donc rien d'une mission de recouvrement, d'un petit livre rouge promotionnel, bien au contraire. Avec des poèmes comme *La mort*, *Un carnage mortel*, *Massacre à la scie* et *Une planète rôtie à la broche*, il s'agit plutôt d'un livre empreint d'un profond sentiment de désespoir.

Dur...

« Les éducateurs en environnement veulent sans doute stimuler le "sentiment d'émerveillement" de l'enfant, mais il semble que l'éducation à l'environnement peut également nourrir chez l'enfant une crainte du monde et de son avenir en mettant l'accent sur les problèmes auxquels nous faisons face dans le monde réel », soulignaient alors M. Kool et Mme Kelsey.

Leur discours a visiblement fait mouche, car la Centrale des syndicats du Québec et la Fédération canadienne des enseignants ont depuis décidé de le traduire pour le bénéfice de tous leurs membres, vivement interpellés par cette grave question.

« Loin de nous l'idée de suggérer que nous ne devrions pas prêter attention aux véritables problèmes, précisaient les chercheurs Kool et Kelsey, nous nous soucions plutôt des conséquences sur les émotions des enfants, conséquences que les éducateurs en environnement semblent ignorer. » Il y a en effet des questions à se poser sur la pertinence d'apprendre aux plus jeunes comment régler le sort de la planète… avant même qu'ils sachent de quoi cette dernière est faite. Avant d'être formés pour opérer, le chirurgien n'apprend-il pas comment fonctionne le corps humain ? Avant de manier les outils, le plombier ne doit-il pas comprendre comment circule l'eau dans une maison ?

Autrement dit, ne devrait-on pas susciter l'intérêt des plus jeunes pour la nature, la leur faire connaître, la leur faire aimer avant de les accabler avec les changements climatiques, la hausse possible des niveaux des mers, la fonte des glaciers et la multiplication des canicules ? Ne devrait-on pas leur ouvrir les yeux sur la beauté des écosystèmes avant de leur parler de la disparition des espèces, de l'exploitation des forêts anciennes et de l'élimination des milieux humides ?

« Présenter des problèmes auxquels personne ne peut apparemment rien changer, notaient d'ailleurs les professeurs Kool et Kelsey, tout en laissant entendre qu'en tant qu'individus nous en sommes responsables, semble être une recette qui mène à la perte de l'estime de soi et à un sentiment croissant de détresse. »

Les sentiments d'insécurité et d'impuissance des enfants confrontés à des constantes inéluctables sont en effet contre-productifs, d'autant qu'avant l'âge de 12 à 14 ans, toutes les abstractions et les projections futurologiques ne sont pas complètement comprises. Elles n'en sont pas moins vécues affectivement, et potentiellement souffrantes, même.

Les psychologues et les pédiatres qui soignent des enfants anxieux les invitent à dessiner un lieu sûr, un lieu où ils se sentent bien. Au besoin, devant un trop-plein d'adversités, c'est à ce lieu imaginé qu'ils sont appelés à faire référence pour se détourner de leurs peurs et de leurs inquiétudes face aux demandes du quotidien. Si ce lieu n'est plus une forêt, une clairière, un ruisseau, une plage, un sentier fleuri, que pourrait-il bien être? Un centre de récupération, une manif pour le sauvetage des banquises? Bonjour la détente…

Biophilie ou biophobie?

Les Américains doivent une fière chandelle à l'un de leurs anciens présidents, Theodore Roosevelt. C'est lui qui, au début du siècle dernier, a lancé l'idée des parcs nationaux, encore protégés aujourd'hui.

D'où lui est venue cette impulsion? D'un cadeau reçu à 12 ans, une paire de jumelles qui lui a permis d'observer les oiseaux et ainsi de développer au fil des ans une véritable passion pour le monde naturel, peut-on lire dans *The Wilderness Warrior*, la plus récente biographie de Roosevelt.

Les études le confirment d'ailleurs: pour chaque environnementaliste, il existe une histoire remontant à l'enfance, une histoire de découverte et d'émerveillement concernant la nature. La chercheure américaine Louise Chawla a interviewé une cinquantaine d'environnementalistes pour mieux comprendre leurs motivations. Si publiquement ces derniers se contentaient de dire qu'ils agissaient pour le bien de l'humanité, en privé ils avaient tous une histoire personnelle les reliant directement au milieu naturel dans leur enfance, relatait-elle en 1999 dans *The Journal of Environmental Education*.

Pour revenir à une expression utilisée en introduction, ils ont tous su développer leur biophilie dès leur plus jeune âge. À l'inverse, aujourd'hui, nous sommes en train de développer la «biophobie», ou «l'écophobie», pour reprendre le mot du chercheur David Sobel.

Ironiquement, ce sont ces mêmes environnementalistes biophiles qui sont complices, aujourd'hui, de cette éducation basée sur les menaces environnementales. Une éducation reprise en toute bonne foi par les éducateurs, les professeurs. Une fausse bonne idée. «Aborder l'environnement comme étant essentiellement un univers de problèmes, c'est un réflexe chez bien des gens, confirme Tom Berryman, chercheur associé à la Chaire de recherche du Canada en éducation relative à l'environnement de l'UQAM. Or, à bien des égards, la vie et les dimensions environnementales de notre vie fonctionnent merveilleusement bien, même si cette connexion est trop souvent escamotée au profit des problèmes et menaces.»

On en est ainsi venu à conditionner les enfants plutôt qu'à les éduquer: sac réutilisable = bon, sac en plastique = mauvais; autobus = bon, automobile = mauvais, etc. Comme la religion à une autre époque, nous forçons donc les plus jeunes à gober un discours... qu'ils auront d'autant plus de facilité à rejeter plus tard.

Le paradoxe vert

Sur le terrain, les experts le constatent déjà: les enfants sont capables de distinguer les gestes responsables des gestes qui le sont moins, mais ils ne font pas nécessairement le lien avec ce qu'ils sont supposés préserver, justement.

«Souvent, quand on demande à un enfant ce qu'est l'environnement, il répond: c'est le recyclage, déplore Yves Paris, du Biodôme. Il ne dira pas que c'est un arbre, que ce sont des relations entre des êtres vivants. Ça fait 20 ans que je fais de l'éducation environnementale et je peux dire que cette déconnexion est réelle et me fait peur pour l'avenir.» Certains, comme sa collègue de l'Insectarium Anne Charpentier, appelle cela «le paradoxe vert». «Les enfants qui sont déconnectés de la nature ne verront pas la nécessité de la protéger ni de devenir des citoyens avertis qui feront les bons choix plus tard», souligne-t-elle.

Après deux décennies d'éducation relative à l'environnement, il importe donc de faire le point. Non pas tant pour se demander si nous avons fait fausse route, que pour mieux s'interroger sur la suite des choses. Comment redonner goût aux enfants de sortir dans la nature, de jouer dehors, de débrancher télés et vidéos ?

Nous avons fait des bonds de géant au chapitre de l'environnement, tout particulièrement au cours de la seconde moitié du XXe siècle où la conscientisation a graduellement fait son travail. Nous sommes rapidement passés d'un certain éveil à la nature au cours des années 1940 et 1950 à un désenchantement. Nous parlions alors des oiseaux et des plantes, nous n'en avons aujourd'hui que pour les menaces qui planent sur l'environnement : appauvrissement de la couche d'ozone, smog, algues bleues, allergies et cancers en hausse, changements climatiques, etc.

Un virage s'impose, lequel nous amènerait collectivement à reprendre conscience des éléments naturels qui nous entourent, de leur beauté et de leur richesse.

Il importe plus que jamais de réintroduire l'être humain, et à plus forte raison les enfants, dans leur habitat naturel, afin que cet habitat redevienne pour l'enfant un lieu où il fait bon vivre, un territoire de joyeuses découvertes, un extérieur où il est possible d'inventer des jeux spontanément, de s'émerveiller, de s'amuser, tout simplement, d'être en contact avec les beautés de la nature.

Dehors, les enfants !

Bibliographie

Brinkley, Douglas, *The Wilderness Warrior*, Harper Collins, 2009.

Chawla, Louise, « Life Paths into Effective Environmental Action », *The Journal of Environmental Education*, Vol. 31, n° 1, p. 15-26, 1999.

Children's Task Force on Agenda 21. Rescue Mission: Planet Earth, London, Kingfisher Books, 1994.

Kool, Richard et Kelsey, Elin, *Affronter le désespoir: Les conséquences psychologiques des questions environnementales*, Traduction rendue possible grâce à la contribution financière du programme « Ma rue verte », octobre 2005.

Remerciements

Mille mercis à mon amour, Nathalie Collard, sans qui ce projet en serait resté un.

Merci à Jean-François Chicoine, Anne-Marie Villeneuve et Rémi Baril pour la grande confiance qu'ils m'ont témoignée de l'idée jusqu'à l'impression.

Merci à Michelle Thouin, Véronique Trudeau, Silvia Galipeau et Marie-Josée Cardinal pour leur précieuse et indispensable collaboration.

Merci à tous ceux qui m'ont accordé temps et énergie, aux enseignants, auteurs et pédagogues qui m'ont aidé à cheminer et à tous les autres qui ont ajouté leur grain de sel à cet essai.

Merci enfin à Guy Crevier, Philippe Cantin et Éric Trottier pour cette «bourse de l'éditeur» qui m'a permis de trouver le temps nécessaire pour coucher sur papier cette réflexion, mûrie depuis la naissance de mon fils, Hugo, à qui je souhaite un épanouissement tout *naturel*.

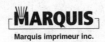

Marquis imprimeur inc.

Québec, Canada
2010

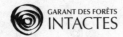

L'impression de cet ouvrage sur papier recyclé a permis
de sauvegarder l'équivalent de 28 arbres de 15 à 20 cm
de diamètre et de 12 m de hauteur.